AF620585

Te 118/23

NOUVELLES RÈGLES

SUR

L'ART DE FORMULER.

RENNES, IMPRIMERIE DE COUSIN-DANELLE.

NOUVELLES RÈGLES

SUR

L'ART DE FORMULER,

AVEC

UNE DIVISION MÉTHODIQUE DES MÉDICAMENS,

A L'AIDE DESQUELLES UNE PERSONNE, MÊME ÉTRANGÈRE A LA MATIÈRE MÉDICALE, PEUT FAIRE D'UNE MANIÈRE AUSSI FACILE QUE RATIONNELLE TOUTES PRESCRIPTIONS, TANT MAGISTRALES QU'OFFICINALES;

SUIVIES

De *cinq grands tableaux synoptiques,* dont quatre offrent : 1°. L'origine des médicamens; 2°. leurs propriétés physiques et chimiques 3°. les substances avec lesquelles ils sont incompatibles ; 4°. les formes sous lesquelles on les administre à l'extérieur et à l'intérieur, ainsi que leurs doses pour toutes ces formes. Le cinquième tableau, consacré aux eaux minérales, contient tout ce qu'il est indispensable de connaître sur ce sujet, comme leur analyse chimique, leurs doses, l'époque de l'année où on en fait usage, etc.;

PAR Jn. BRIAND,

DOCTEUR EN MÉDECINE ET BACHELIER ÈS-LETTRES DES FACULTÉS DE PARIS; DE LA SOCIÉTÉ MÉDICALE D'ÉMULATION; MÉDECIN DE LA MAISON DE LA PROVIDENCE DE RENNES.

Ab insulsâ remediorum farragine alienus. (LIEUTAUD).

BIBLIOTHÈQUE ROYALE

PARIS,

BÉCHET jeune, libraire, place de l'École de Médecine, n°. 9.

1826.

Venenorum, medicamentorum vis et naturae

Sagacissimo investigatori,

Verè sapienti medico,

Necnon

Celeberrimo Professori,

Orfila,

Inter saluberrimae Parisiensis Facultatis Professores adnumerando; regio Ordini honoris Legionis, plurimis scientiarum artiumque Academiis Societatibusque, tùm Gallicis, tùm externis, adscripto.

In publicum venerationis

Pignus,

Haud quidem dignum

Opus hocce,

Dicat et vovet

Auctor.

INTRODUCTION.

Lorsqu'il a paru un grand nombre d'ouvrages sur un sujet quelconque, on se persuade aisément que ce sujet est épuisé. Cette idée ne présente un caractère de vérité qu'aux yeux de ceux qui n'ont pas l'habitude ou qui ne se donnent pas la peine de réfléchir sur l'opinion qu'ils se forment de prime-abord. Cette irréflexion, qui les abuse et les flatte, les porte à juger défavorablement d'un nouvel ouvrage concernant une matière sur laquelle ils croient qu'on a tout dit ; ils ne sont d'abord que prévenus, et très-souvent ils finissent par devenir injustes.

L'art de formuler est, certes, une des branches des sciences médicales sur laquelle on a le plus écrit, et, sous ce point de vue, de nouvelles règles sur ce sujet ne paraîtront pas, au premier coup-d'œil, devoir offrir une grande utilité; mais que l'on passe en revue tous les formulaires que nous possédons, on ne tardera pas à se convaincre qu'aucun d'eux ne remplit exactement le but qu'on se propose. « En effet, dit M. Guersent, les uns ne contiennent que des préceptes généraux sur l'art de formuler; d'autres, une compilation plus ou moins étendue de formules connues; d'autres, enfin, réunissent à l'exposition des recettes ou formules, des considérations sur les cas où il convient de les employer, et rentrent sous ce rapport dans la classe des ouvrages de matière médicale proprement dite. Quelques-uns renferment de longs détails sur la composition des préparations pharmaceutiques, et devraient être rangés parmi les pharmacopées. La plupart de ces ouvrages sont classés d'après la nature des composés pharmaceutiques, et sont ensuite rangés par ordre alphabétique. » Mais *l'ordre qui convient le mieux dans un formulaire, est celui qui repose d'abord sur les propriétés immédiates des agens médicamenteux, parce qu'il a l'avantage d'offrir à l'esprit l'ensemble des formes qu'on peut donner à un même genre de médication.* » Il faut de plus que le médecin y trouve d'abord les règles relatives aux diverses préparations, et qu'il puisse ensuite, au moyen de ces règles, faire toutes les formules que réclament les circonstances.

Telles sont les conditions que doit offrir un formulaire, et il n'est personne qui n'ait senti la nécessité d'en avoir un qui les réunît. Plus que tout autre, j'ai eu à regretter que cette lacune existât dans la littérature médicale, par la raison que m'étant chargé d'enseigner à formuler à des jeunes gens qui aspiraient au titre d'officier de santé, je me suis vu forcé d'abandonner la route suivie jusqu'à ce jour, et de créer, pour ainsi dire, une méthode à l'aide de laquelle ils pussent, même ceux qui étaient le moins versés dans la connaissance des médicamens, apprendre en peu de tems à faire toutes les prescriptions qui leur seraient demandées. Ce n'est qu'après m'être assuré pendant plusieurs années consécutives de l'utilité de cette méthode, que je me suis déterminé à la rendre publique.

Le plan que j'ai adopté est des plus simples, et fondé sur les conditions que doit réunir un ouvrage de cette nature. La division des médicamens d'après leurs effets immédiats et constans sur le corps vivant établie, les préceptes généraux sur la confection des formules présentés, il m'a semblé naturel d'entrer dans l'examen des diverses préparations magistrales qu'on fait subir aux agens thérapeutiques, avant de les administrer, soit à l'intérieur, soit à l'extérieur; d'exposer les règles à observer pour prescrire et exécuter ces préparations, et d'indiquer celles qu'on nomme *officinales*, le rapport des substances énergiques aux autres ingrédiens dont elles se composent, ainsi que les doses auxquelles elles se donnent intérieurement. Ceci était, à mon avis, de première nécessité; car ni la composition, ni même le nom des préparations officinales ne se trouvent dans la plupart des matières médicales. Cependant quand on ordonne un composé énergique, ne doit-on pas connaître exactement les principes actifs qu'il renferme? Ainsi, en prescrivant du laudanum liquide ou du sirop diacode, n'est-il pas essentiel de savoir que vingt gouttes du premier équivalent à un grain d'opium, tandis qu'une once du second renferme deux grains de ce médicament?

Dans quatre tableaux synoptiques se trouvent rangés les agens de la thérapeutique, suivant l'ordre établi dans la division dont j'ai exposé les motifs au commencement de l'ouvrage. Ces tableaux ont le grand avantage d'offrir de suite l'origine de chaque médicament, ses noms les plus usités, ses caractères physiques, sa composition chimique, les substances avec lesquelles on ne doit jamais l'unir dans une préparation pharmaceutique, les formes diverses sous lesquelles on le prescrit, enfin, la dose à laquelle on peut l'employer sous chacune de ces formes.

L'indication des doses des médicamens est, sans contredit, la partie la plus importante et en même têms la plus difficile d'un formulaire, non seulement parce qu'elles doivent varier suivant une foule de circonstances, mais parce que les médecins ne sont nullement d'accord à cet égard. Les uns prescrivent avec hardiesse des doses énormes d'une substance énergique, dont les autres redoutent l'administration à une dose infiniment moindre. On lit, par exemple, dans le nouveau Dictionnaire de médecine, que l'acétate d'ammoniaque s'administre depuis une demi-once jusqu'à deux onces par jour, et que les Allemands en usent encore à des doses bien plus élevées, tandis que M. le professeur Alibert dit, dans ses Élémens de thérapeutique, deuxième édition, que la dose de ce médicament est d'un ou deux gros dans une pinte de tisane. La prudence m'a dicté de prendre, en pareille occurrence, un terme moyen; sur-tout lorsqu'il s'est agi de médicamens dont je n'ai pas encore eu l'occasion d'observer les effets sur nos organes. J'ai marqué, pour chaque substance, la dose que peut en prendre, dans les vingt-quatre heures, un sujet adulte; c'est-à-dire de vingt-un à soixante ou soixante-cinq ans (1).

On concevra facilement qu'il ne m'a pas été possible de faire entrer dans les quatre tableaux toutes les substances qui ont été et qui peuvent être encore employées en médecine, et que j'ai dû me borner aux principales et aux plus usitées, pour éviter de faire un ouvrage trop long et trop dispendieux.

Dans un cinquième tableau consacré aux eaux minérales, l'étudiant, comme le praticien, trouvera tout ce qu'il lui importe le plus de connaître sur ces précieuses ressources de l'art de guérir, par

(1) On trouvera à la page 45 un tableau indiquant les variations que l'on doit faire subir à cette dose, suivant les âges.

exemple, le lieu de leurs sources, la saison où l'on en fait ordinairement usage, la quantité que l'on en peut prendre par jour, etc.

Les chimistes qui se sont livrés à l'analyse des eaux minérales, ne se sont pas servis des mêmes poids ni des mêmes mesures; il en résulte souvent que l'on est embarrassé quand on veut s'assurer de la différence dans la quantité des principes constituans de plusieurs sources, ou seulement comparer la quantité de chaque principe contenu dans la même source. Toute difficulté est levée par la conversion des anciens poids et mesures en nouveaux. En exécutant ce long et pénible travail, j'ai donc cru faire une chose dont l'utilité sera généralement reconnue.

Mais, quelque simples que soient les formules que l'on peut exécuter à l'aide de ces tableaux, un médecin, forcé de condescendre aux volontés, aux caprices, aux préjugés de certains malades, qui s'imaginent qu'on les néglige ou que l'on ne connaît pas leur maladie, quand on ne leur prescrit que des substances simples, pourrait également faire des formules composées, pourvu qu'il diminuât la quantité des bases en proportion de leur nombre; c'est-à-dire qu'il faudrait, en réunissant deux ou plusieurs médicamens, n'employer que la moitié, le tiers, le quart, etc., de la dose prescrite pour chacun d'eux sur les tableaux, etc.

J'ai omis, à dessein, de noter les maladies auxquelles il convient d'appliquer chaque médicament; car, de deux choses l'une : ou celui qui consulte un formulaire a étudié la médecine, et les généralités lui sont dès lors inutiles; ou bien il est étranger à l'art médical, et, dans ce cas, elles ne pourraient servir qu'à l'induire en erreur; ce dernier ne doit se permettre d'employer que des remèdes connus et peu énergiques.

N'ayant pu, dans un ouvrage dont le cadre est si rétréci, citer les auteurs que j'ai mis à contribution, je dois indiquer ici ceux auxquels je suis redevable. Ce sont MM. Alibert, *Elémens de thérapeutique;* Barbier, *Traité de matière médicale;* Orfila, *Chimie médicale;* Guersent, *nouveau Dictionnaire de médecine;* Chevalier et Idt, *Manuel des pharmaciens;* Virey, *Traité de pharmacie;* A. Todd Thomson, *a Conspectus of the pharmacopeias of London*, etc.; Lœuillard d'Avrigni, *l'Art de formuler;* Jourdan, *Traduction du nouveau Codex.*

Le plus grand chagrin que pourrait me causer la malveillance, serait de supposer que d'autres motifs que celui d'abréger aux gens de l'art une étude aussi indispensable que peu attrayante, eussent pu me déterminer à publier ce formulaire. Comme je n'y ai point de mérite, je n'ai pu avoir en vue que l'utilité publique, sans tirer gloire d'un travail qui ne demandait qu'un peu de réflexion et d'exactitude : j'ose donc espérer qu'on me saura quelque gré de mes efforts.

NOUVELLES RÈGLES

SUR

L'ART DE FORMULER.

CHAPITRE Ier.

CLASSIFICATION DES MÉDICAMENS.

Tous les auteurs qui ont écrit sur la matière médicale, ont essayé de ranger dans un cadre méthodique les sujets nombreux dont s'occupe cette science. Ceux qui se sont attachés aux productions végétales, animales et minérales, dont on se sert pour former les médicamens, ont cru devoir adopter les divisions usitées dans l'histoire naturelle, et se sont emparés des systêmes et des méthodes botaniques, zoologiques et minéralogiques; mais ces arrangemens des êtres créés, très-utiles lorsqu'il s'agit d'établir entre tous les corps de la nature un enchaînement propre à en favoriser l'étude, ne peuvent être d'aucun avantage en matière médicale. Il faut en dire autant des moyens de classification tirés de la chimie et de la pharmacie. Tous ces modes de distribution offrent des avantages particuliers, et méritent tour à tour la préférence, selon que celui qui s'en sert, a le dessein de s'occuper de productions naturelles susceptibles de devenir des médicamens, ou de traiter des compositions que l'art produit avec elles. Mais si l'on veut étudier les effets immédiats que ces agens suscitent dans l'économie animale, ou déterminer les avantages que la thérapeutique sait tirer de leur action, ces distributions ne sauraient plus conduire au but qu'on se propose.

Le fond essentiel de la science des médicamens consistant dans la connaissance des changemens physiologiques que chacun d'eux a le pouvoir de provoquer, ce sont ces changemens qu'il faut considérer, pour établir une division méthodique de ces modificateurs physiques de notre économie. La place que l'on assigne à un médicament doit annoncer l'espèce d'impression qu'il fait sur la surface où il sera déposé, et révéler la nature des effets qu'il provoquera dans le corps vivant. Une classification qui, en présentant la masse des sujets de la matière médicale, apprendra, en même tems, le caractère de la propriété agissante de chacun d'eux, son pouvoir sur nos organes, ce qui indique le plus le parti qu'on en peut tirer, réunira, sans doute, des conditions aussi favorables que le comportent ces sortes de méthodes.

Dans la distribution que nous allons proposer, il y a autant d'ordres de médicamens qu'il y a d'appareils que l'on peut modifier d'une manière générale ou spéciale. Chaque association représente une propriété médicinale particulière qui se retrouve dans toutes les substances naturelles qui y sont réunies. Nous ne prétendons pas que cette propriété soit identique, ni qu'elle ait le même degré d'énergie dans tous ces corps médicamenteux; mais il suffit, pour justifier ces rapprochemens, qu'elle offre la même nature, qu'elle suscite les mêmes mouvemens organiques; il suffit que les substances que renferme chaque division provoquent une médication dont le fond soit semblable.

On peut avancer, d'une manière générale, que les maladies ne sont que des modifications suscitées dans les organes vivans, par des causes tant internes qu'externes; modifications dont le principal caractère, celui qui en constitue la nature, consiste dans une exagération ou une diminution de l'action vitale. Le médecin n'a donc uniquement pour but, dans l'administration des médicamens, que d'exciter les mouvemens organiques, lorsqu'ils sont devenus languissans, ou de les réprimer, lorsqu'ils ont dépassé leur cours naturel.

De là, deux classes bien distinctes de médicamens, *les Stimulans* et *les Sédatifs.*

CLASSE Ire.

Stimulans. (*Medicamenta stimulantia*).

Ce sont des substances qui augmentent l'action des organes, soit que cette action se trouve au-dessous de celle qui doit exister dans l'état normal, soit qu'elle se présente dans son état régulier. Si l'on n'avait égard qu'à l'impression que les stimulans déterminent sur les voies digestives, on pourrait les comprendre tous dans une seule division, puisque tous, sans exception, stimulent plus ou moins vivement la muqueuse gastro-intestinale; mais il en est parmi eux un très-grand nombre qui exercent secondairement sur d'autres systêmes une action trop marquée, et dont le praticien attend des résultats trop importans, pour qu'on puisse réunir en un seul groupe tous ces agens médicamenteux. Nous les diviserons donc en cinq ordres:

1°. *Stimulans des membranes gastro-intestinales;*
2°. *Stimulans des appareils sécréteurs;*
3°. *Stimulans du systême lymphatique;*
4°. *Stimulans du systême nerveux;*
5 *Stimulans de l'utérus.*

ORDRE Ier.

Stimulans des membranes gastro-intestinales.

Le canal alimentaire est doué, comme on sait, de deux modes de contractilité; l'un qui échappe à nos sens, qu'on a désigné sous les noms de *tonicité, vis insita* ou *vis innata*, contractilité organique insensible, etc.; l'autre dont il est facile de constater l'existence, et auquel on a appliqué les expressions *irritabilité, contractilité organique sensible*, etc. Il est des stimulans qui mettent en jeu le premier mode de contractilité, et d'autres le second; effets qui les divisent naturellement en deux sections : *Stimulans de la tonicité des tuniques gastro-intestinales*, et *Stimulans de la contractilité organique sensible de ces tuniques.*

SECTION Ire.

Stimulans de la tonicité des tuniques gastro-intestinales.

Dans cette section se trouve compris un grand nombre de substances médicamenteuses. Nous pourrions encore en augmenter de beaucoup la liste, car il est une foule d'autres productions dont l'action sur le cerveau, les voies urinaires, etc., n'est que secondaire à l'impression stimulante qu'elles exercent sur la muqueuse gastro-intestinale : tels sont les diffusibles, les balsamiques, etc. Mais notre but étant de classer les médicamens d'après leur action la plus constante et la plus apparente, seule méthode de procéder en matière médicale pour arriver à des résultats certains, nous n'avons conservé ici que ceux dont l'impression se manifeste d'abord d'une manière très-sensible sur le canal alimentaire, et se propage ensuite, presque uniformément, vers les autres organes. Les auteurs sont assez généralement convenus d'appeler *toniques* les agens médicinaux qui augmentent la tonicité de l'estomac; mais cette propriété particulière de ranimer les mouvemens organiques des tissus vivans, ne peut s'attribuer, comme on l'a fait, à une seule classe d'êtres pharmacologiques. Il est manifeste qu'une multitude de substances amères, styptiques, spiritueuses, aromatiques, peuvent concourir à ce but, quoiqu'elles frappent nos sens par des qualités différentes. La saveur amère, que l'on a considérée, en général, comme un caractère physique des médicamens toniques, appartient à un grand nombre de productions naturelles, végétales, minérales et animales qui n'ont entre elles aucune espèce de rapports, ni pour les propriétés chimiques, ni pour les propriétés médicales. On rencontre parmi les substances amères des toniques, des purgatifs, des narcotiques, et même des poisons très-violens. Par ces motifs, nous nous sommes cru mieux fondé à rapporter à ce groupe tous les médicamens qui augmentent d'une manière sensible le mouvement tonique du canal alimentaire, sans avoir égard à leur saveur, et à les séparer en genres, suivant le mode dont ils produisent cet effet, et suivant que cet effet est plus ou moins durable. Ces genres sont :

1°. *Stimulans qui augmentent la tonicité, et produisent l'astriction des tuniques gastro-intestinales;*

2°. *Stimulans qui augmentent la tonicité des tuniques gastro-intestinales, sans produire d'astriction;*

3°. *Stimulans qui augmentent la tonicité des tuniques gastro-intestinales, d'une manière plus prompte mais moins durable;*

4°. *Stimulans de la tonicité des tuniques gastro-intestinales, auxquels on attribue la propriété de détruire les vers;*

5°. *Stimulans qui réveillent la tonicité des tuniques gastro-intestinales, d'une manière soudaine, mais passagère.*

GENRE Ier.

Stimulans qui augmentent la tonicité et produisent l'astriction des tuniques gastro-intestinales. (Astringens, styptiques).

QUOIQU'IL existe des nuances assez tranchées entre les propriétés des médicamens de cette espèce, tous cependant se réunissent par des caractères communs dans leur manière d'agir, soit localement, soit sur le système général. Tous resserrent plus ou moins promptement les surfaces avec lesquelles on les met en contact, augmentent la tonicité de ces tissus, excitent momentanément leurs propriétés vitales; mais cette excitation est purement locale et passagère. Lorsque leur usage est continué long-tems, ils finissent par émousser la sensibilité des organes sur lesquels on les applique, et diminuer leurs propriétés contractiles en augmentant leur densité; ils impriment un certain resserrement au canal intestinal et diminuent sensiblement la sécrétion muqueuse qui le lubréfie, et ils viennent, sous ce rapport, se confondre avec les toniques, de même que tous les toniques qui contiennent du tannin se rapprochent de la manière d'agir des astringens, quand leur emploi n'est pas de longue durée. Il y a néanmoins cette différence, que l'effet tonique des médicamens astringens est toujours plus ou moins borné, et circonscrit aux organes sur lesquels on les applique, et qu'il ne provoque pas de réaction générale sur l'économie, comme le font les toniques. Ainsi, la médication astringente consiste plutôt dans une astriction que dans une augmentation sensible des propriétés de la vie; elle est de courte durée, et devient nuisible lorsqu'elle est continuée long-tems. Enfin, une dernière différence entre ces deux espèces de médicamens, les astringens et les toniques, c'est que les premiers ne sont pas ordinairement amers, et jamais aromatiques, et que les seconds contiennent toujours un principe amer, aromatique ou alcalin. C'est donc bien à tort que des auteurs modernes ont confondu des substances qui diffèrent essentiellement entre elles, tant par leurs propriétés médicales que par leurs propriétés chimiques.

GENRE II.

Stimulans qui augmentent la tonicité des tuniques gastro-intestinales sans produire d'astriction. (Toniques, amers, fébrifuges, dépuratifs).

Pour bien saisir la nature de l'impression que les toniques déterminent sur nos tissus, pour reconnaître en quoi consiste leur action, il faut supposer le canal alimentaire dans trois conditions différentes : dans l'état naturel, dans un état de relâchement morbide, ou enfin dans un état d'irritation. Dans le premier cas, on a de la peine à signaler quel est le produit de l'exercice de la propriété agissante du médicament, lorsqu'il est administré à une dose moyenne. Tout ce qu'il peut alors opérer de plus remarquable, c'est de communiquer un peu plus d'énergie aux divers appareils; mais ces légères mutations ne suffisent point pour former un tableau fidèle de la médication tonique. Les voies digestives sur lesquelles va s'exercer l'action tonique sont-elles dans un état de débilité? Leurs mouvemens deviendront plus forts, et la digestion s'exécutera avec plus de promptitude et d'énergie. Cette excitation finira par se communiquer aux autres organes de l'économie; mais cette réaction ne sera ni brusque ni instantanée : elle s'opérera lentement et elle persistera avec la même force pendant long-tems. Ce caractère appartient à toutes les substances de ce genre, et distingue la médication qu'elles développent de celle des substances du genre suivant. L'appareil digestif est-il au contraire sur-excité? Les toniques, en ajoutant à la vigueur déjà trop grande, jettent le trouble dans toutes les fonctions, et l'état pathologique qu'ils suscitent prouve qu'ils sont doués d'une vertu excitante, puisque c'est toujours une phlegmasie ou une irritation hémorrhagique qui suit leur administration intempestive.

GENRE III.

Stimulans qui augmentent la tonicité des tuniques gastro-intestinales, d'une manière plus prompte mais moins durable. (Aromatiques, stomachiques, carminatifs).

PARMI les substances dont s'occupe la matière médicale, il n'en est guère dont on puisse former une coupe aussi naturelle que celle dont il s'agit ici. La ressemblance la plus frappante se retrouve également dans leur composition chimique et leurs propriétés médicales. Toutes en effet contiennent une huile volatile qui leur donne une odeur forte, une saveur âcre et chaude, qui les fait généralement désigner sous le nom d'*aromatiques ;* toutes ingérées dans l'estomac développent sa sensibilité, y font naître de la chaleur : cette impression irradie bientôt sur les autres organes qui précipitent leurs mouvemens, et ce qu'ils offrent à notre examen, prouve qu'ils sont stimulés par une cause étrangère à l'organisme. Il apparaît dans l'économie une commotion pyrexique, caractérisée par l'accélération du cours du sang, l'augmentation de la chaleur de la peau et des douleurs céphalalgiques. De cette réaction générale, il résulte souvent des mouvemens comme fluxionnaires vers la peau, l'utérus ou les reins, qui sont suivis d'une diaphorèse, de l'écoulement des menstrues, ou d'une abondante sécrétion d'urine.

On ne saurait confondre avec les toniques cette espèce de médicamens. Ceux-ci agissent fortement sur l'odorat, offrent, comme principe dominant dans leur composition intime, de l'huile essentielle; ceux-là sont inodores, fournissent à l'analyse chimique du tanin, de l'acide gallique, une substance extractive amère. Les uns aiguillonnent les organes, développent leur sensibilité, accélèrent leurs mouvemens, rendent plus rapide l'exercice des fonctions de la vie : aussi ne s'en sert-on que pour augmenter promptement l'action d'un appareil organique, pour déterminer une sécrétion qui doit devenir salutaire, pour susciter une commotion artérielle, une fièvre artificielle; les autres rendent seulement plus forts les mouvemens des organes : sous leur influence les fonctions conservent leur rythme; elles s'exécutent seulement avec facilité et perfection. On y a recours quand on veut donner au tissu d'une partie plus de ton, plus de force matérielle, sans accélérer ses mouvemens, et que l'on veut corroborer l'économie toute entière, c'est-à-dire accroître la vigueur sur tous les points du corps, sans précipiter le cours du sang, sans forcer les organes à des mouvemens plus rapides.

GENRE IV.

Stimulans de la tonicité des tuniques gastro-intestinales, auxquels on attribue la propriété de détruire les vers. (Anthelmintiques, vermifuges).

Si notre travail n'eût été destiné à des élèves, nous aurions pu fondre cette espèce de médicamens dans les précédentes; tous, en effet, excitent la tonicité des voies alimentaires, éveillent l'appétit et favorisent la digestion. Il en est quelques-uns qui irritent l'estomac, font naître de la soif, mais on n'aperçoit pas l'influence de leurs principes sur les autres fonctions de la vie. La circulation, la respiration, les sécrétions, n'offriraient que des variations insignifiantes, même quand on en prendrait de fortes doses. Aussi ne donne-t-on pas ces agens médicinaux pour les effets physiologiques qu'ils provoquent; ce n'est point leur impression première sur les tissus vivans, ce ne sont point les mouvemens organiques qui peuvent en résulter que le thérapeutiste exige de ces substances. Il leur attribue une autre faculté, celle de nuire aux vers intestinaux, de les faire périr. Cette faculté est-elle bien réelle? Ces médicamens exercent-ils une action délétère contre ces hôtes incommodes? En supposant cette action bien prouvée, ne remédie-t-elle pas à un effet, sans attaquer la cause qui a donné lieu à leur développement?

GENRE V.

Stimulans qui réveillent la tonicité de l'estomac d'une manière soudaine, mais passagère. (Diffusibles).

Les médicamens dont il est question ont une analogie incontestable avec ceux du troisième genre. Cependant, en les mettant en présence, on trouve entre eux des différences saillantes, qui justifient la coupe que nous avons établie entre ces productions médicinales. A l'une et à l'autre espèce appartiennent des agens qui sont regardés comme de puissans anthelmintiques. Le groupe des médicamens qui paraissent spécialement doués de cette faculté devait aussi, ce nous semble, se trouver placé entre elles.

Les médicamens de cette espèce se rapprochent tous par des caractères communs et des propriétés immédiates très-voisines; tous sont le produit de l'art, plus ou moins odorans, inflammables, et s'évaporent plus ou moins rapidement. Ils produisent sur la muqueuse des voies digestives une chaleur vive, piquante, avec une sorte de sentiment d'astriction qui, chez les individus irritables, va quelquefois jusqu'à la douleur. A cette impression très-forte, succède subitement une chaleur très-douce, qui se répand en un clin-d'œil vers les organes abdominaux et thoraciques, et réagit ensuite sur le reste de l'économie. L'individu médicamenté se sent ranimé, fortifié, refocillé.

On ne peut nier que ces médicamens ne se rapprochent, par la nature de leurs effets, de ceux du troisième genre; mais aussi ils s'en éloignent par la marche et l'intensité de ces effets, qui naissent plus vîte, et sont plus prononcés. Les organes paraissent aiguillonnés, pressés, forcés dans leurs mouvemens; l'excitation est plus vive, plus forte, mais moins durable que celle qui résulte de l'emploi des aromatiques.

Enfin, une différence qui les distingue encore, c'est que les premiers portent constamment sur le cerveau une influence féconde en résultats; ils développent d'une manière remarquable la vitalité de cet organe, et finissent par y déterminer, si l'on en prend une grande quantité, une congestion sanguine, par provoquer une ivresse plus ou moins prononcée et une sorte d'empoisonnement.

SECTION II.

Stimulans de la contractilité organique sensible des tuniques gastro-intestinales.

Cette section de médicamens forme deux genres dont les caractères sont bien tranchés :

1°. *Stimulans de la contractilité musculaire de l'estomac;*

2°. *Stimulans de la contractilité musculaire des intestins.*

GENRE Ier.

Stimulans de la contractilité musculaire de l'estomac. (Émétiques.)

Le vomissement est loin de former, comme on le pense communément, le fond, la partie principale de la médication émétique; car une foule de substances, essentiellement différentes par leurs propriétés physiques et chimiques, ou par l'espèce d'impression qu'elles exercent sur nos organes, ont la faculté de faire vomir quand on en prend trop abondamment. La distension de l'estomac par une grande quantité d'eau tiède ou de tout autre liquide; l'agacement de la luette, des frictions circulaires à l'épigastre, l'aspect d'objets dégoûtans, etc., peuvent exciter le même phénomène ; mais tous ces moyens ne laissent pas sur la surface alimentaire l'impression que fait un médicament émétique, ne produisent pas l'autre partie de la médication de ce dernier ; médication dont voici les principaux caractères : Déposé sur la muqueuse gastrique, un agent émétique l'irrite, y détermine un développement brusque de ses propriétés vitales; le sang pénètre le réseau capillaire de cette membrane, le gonfle, l'épanouit; l'intérieur du ventricule devient plus chaud, plus rouge, plus sensible. Poussé dans le duodénum, le médicament y exerce la même impression, y suscite les mêmes phénomènes, mais il stimule en même tems le canal cholédoque, met sympathiquement l'appareil biliaire dans un état de turgescence, augmente sa vitalité, précipite ses fonctions: d'où résulte une sécrétion prompte, instantanée et copieuse de la bile. Ce liquide afflue dans le duodénum, remonte dans la cavité gastrique et est rejeté par la bouche, quelquefois pur, le plus souvent mêlé à des mucosités ou aux différentes matières que contenaient le duodénum et l'estomac. Comme le foie, le pancréas ne reste pas étranger à l'agression; il verse en plus grande quantité sur la surface duodénale l'humeur qu'il est chargé de sécréter. Quelquefois les émétiques ne produisent pas une irritation assez vive sur la surface gastro-duodénale, ce qui arrive ordinairement en lavage; alors, leur action s'exerce sur le reste du canal alimentaire, et donne lieu à des déjections alvines. Considérée dans son essence, la propriété émétique ne diffère pas de la propriété purgative; l'impression ressentie par les voies alimentaires est la même; c'est toujours le même phénomène organique, une irritation; mais c'est sur-tout l'estomac et le duodénum qu'attaquent les émétiques; c'est par la bouche que s'opèrent les évacuations qu'ils provoquent. Ces circonstances caractérisent leur mode de médication; elles leur assurent une place distincte dans toute classification des médicamens.

GENRE II.

Stimulans de la contractilité musculaire des intestins. (Purgatifs, cathartiques, drastiques).

De même que le vomissement suscité par une substance ne suffit pas pour caractériser son action *émétique*, de même aussi les évacuations alvines peuvent être sollicitées à l'aide de moyens qu'il est impossible de considérer comme jouissant de la propriété purgative; car il n'est pas, à la rigueur, de corps qui ne puisse exciter la contractilité musculaire du canal intestinal, pourvu qu'on l'administre à dose suffisante. Ainsi, les amers, les térébenthines, le soufre, l'alun, les sels métalliques, les végétaux âcres, etc., produiraient cet effet. Le médicament auquel nous réservons le nom de purgatif doit avoir la faculté de susciter sur la surface interne des intestins une irritation passagère, mais importante pour les effets qui en découlent. Cet agent mis en contact avec la muqueuse intestinale, l'irrite, appelle le sang dans le réseau capillaire épais de cette membrane, qui devient plus rouge, plus chaude et plus sensible; l'exhalation séreuse augmente, les cryptes muqueuses fournissent beaucoup de mucosité; l'orifice du canal cholédoque partage cette irritation, la transmet sympathiquement au foie, celui-ci presse son action sécrétoire, la bile coule en abondance; le pancréas, stimulé comme le foie, augmente aussi le produit de son excrétion. Ces humeurs, mêlées avec le médicament, parcourent la cavité intestinale avec les matières qui existaient auparavant. Leur cours est accéléré par les contractions de la tunique musculeuse, qui a reçu sympathiquement ou par contiguïté l'impression exercée sur la muqueuse par la substance purgative, et qui, par conséquent, redouble de vitesse et d'énergie. Le chyme qui se trouve dans les intestins, les humeurs qui affluent dans ces organes pendant l'action du remède, la boisson ingérée pour en favoriser l'effet, parviennent promptement à l'anus. Voilà la cause de la répétition, à des distances très-rapprochées, des déjections alvines, après l'usage des agens qui nous occupent.

Ce que nous venons de dire ne s'applique qu'aux purgatifs énergiques, tels que le séné, les sels neutres, le jalap, etc. Il en est d'autres, comme les huiles fixes, les fruits mucoso-sucrés, qui ont un mode d'action différent, qui exercent au moins primitivement une influence relâchante sur le canal alimentaire. Ce sont ces médicamens qu'on a nommés *laxatifs*. Arrivés dans l'estomac, ils y déterminent une impression qui diminue sa tonicité. Les matériaux sucrés, oléagineux ou mucilagineux qui entrent dans leur composition, fatiguent et tourmentent ce viscère, ce que dénote le sentiment d'anxiété que l'on éprouve à la région épigastrique après leur ingestion. Parvenus dans le duodénum et les autres intestins, ils sont reçus partout comme un poids incommode, partout leur contact devient gênant et pénible. Agacé par la présence des substances réfractaires à la force digestive, le canal alimentaire accélère son mouvement péristaltique, les pousse au dehors avec les matières qui se trouvent dans sa cavité et les humeurs sécrétées dont elles ont pu provoquer la formation, par l'impression inaccoutumée qu'elles ont faite sur l'orifice des excréteurs. La plupart des auteurs (et M. Barbier est de cet avis) pensent que l'effet local des laxatifs procède de l'indigestion de matières pesantes, formées de mucilage, de sucre ou d'huile fixe; que toutes les substances qui ont cette composition chimique peuvent provoquer l'opération laxative, et qu'il suffit pour cela de les prendre à une dose assez forte, et qu'elles pénètrent dans les intestins, sans avoir été transformées en chyme. Cette proposition est évidemment erronée; à l'indigestion se joint une propriété spéciale, capable de mettre en jeu la contractilité musculaire des intestins; car, s'il en était autrement, on obtiendrait, à dose égale, le même résultat de l'huile d'olives et de l'huile de Ricin, de la manne et du miel; et l'observation clinique démontre le contraire.

ORDRE II.

Stimulans des organes sécréteurs.

Il est trois sortes d'excrétions, sur lesquelles peut agir le thérapeutiste, et dont il peut, en excitant la vitalité des appareils qui en sont chargés, augmenter le produit. Ces excrétions sont celle de la salive, celle du fluide urinaire et celle de la perspiration cutanée. Nous omettons la médication sialologue, parce qu'elle peut être produite par tous les stimulans et sur-tout par les âcres, mis en contact avec la muqueuse de la bouche, et ne constitue point, par conséquent, une médication particulière. Nous ne parlerons que des *stimulans de l'appareil urinaire* et des *stimulans du systême dermoïde*, considéré comme organe sécréteur de la transpiration.

GENRE Ier.

Stimulans de l'appareil urinaire. (Diurétiques).

Ces médicamens, administrés à faible dose, excitent la vitalité de l'estomac, mais à doses élevées, ils occasionnent souvent des vomissemens, des coliques, des déjections alvines; ils produisent du malaise et de l'anxiété. Leurs principes actifs importés dans la masse sanguine, décèlent bientôt, par d'autres phénomènes, l'impression qu'ils font sur tous les tissus; le pouls devient fort et fréquent; la peau, d'abord chaude, laisse exhaler une perspiration abondante; souvent on observe une congestion sanguine vers la tête, ce que dénotent une vive céphalalgie, des tintemens d'oreilles, etc. D'autres fois, c'est l'appareil de la respiration qui ressent le plus l'influence stimulante; il survient de la toux, de la chaleur dans les bronches, même un crachement de sang; enfin les mêmes symptômes d'excitation se remarquent aussi vers l'utérus : alors paraît le flux menstruel.

Mais un caractère qui nous a déterminé à ne pas les confondre, comme l'ont fait des auteurs modernes, avec les autres stimulans, c'est leur action constante sur l'appareil urinaire. Leur usage augmente constamment la vitalité des reins. Ces organes redoublent d'activité, sécrètent une plus grande quantité d'urine, dans laquelle on retrouve souvent des vestiges de la matière médicamenteuse. Ce liquide, lorsque le corps a été soumis pendant quelque tems à l'action de ces substances, devient rouge, quelquefois sanguinolent, et son contact avec la muqueuse uréthrale produit un sentiment de douleur et de chaleur, parce que celle-ci a partagé la stimulation générale et celle des reins en particulier.

GENRE II.

Stimulans du système dermoïde. (Diaphorétiques, sudorifiques).

Les substances qui forment ce genre, déposées sur la surface de l'estomac, excitent sa tonicité, rendent les digestions plus promptes et plus complètes. Cette action se borne là, si l'on se contente d'user modérément de ces médicamens; elle devient plus prononcée, elle se manifeste par des phénomènes très-apparens, dès que l'on fait pénétrer dans toute l'économie animale une plus grande quantité de leurs molécules. Portées par le sang dans toutes les parties, ces molécules montent peu à peu les forces organiques au plus haut degré de développement ; alors s'allume une fièvre artificielle, le pouls est plus vif et plus fréquent; il survient des douleurs de tête, de l'agitation, de l'insomnie; la peau s'échauffe, se colore et se couvre d'une sueur abondante, ou si un obstacle s'oppose à la perspiration cutanée, il y a refoulement des fluides vers les reins , et de copieuses évacuations d'urine en sont le produit. Cette exaltation du systême sanguin donne souvent lieu à un travail hémorrhagique ou phlegmatique, dans des organes différens, selon que la disposition de celui qui soutient l'action du médicament, appelle les fluides vers un point ou vers un autre.

Nous avons vu que les médicamens du genre précédent avaient pour principal caractère d'exciter *constamment* les fonctions de l'appareil urinaire. Il n'en est pas de même de ceux-ci, qui ont besoin, pour augmenter la perspiration cutanée, du concours de plusieurs circonstances, telles que la chaleur, l'absence de la phlétore sanguine, etc. En vain un individu mal nourri, mal vêtu, et exposé à l'influence d'une température froide et humide, ferait usage des sudorifiques à haute dose; les fonctions de la peau n'en resteraient pas moins languissantes.

ORDRE III.

Stimulans du système lymphatique. (Anti-scorbutiques, fondans, anti-syphilitiques, etc.)

Le rapprochement des substances qui composent cet ordre paraîtra sans doute un peu forcé. On trouvera étrange de voir rangés sur la même ligne l'iode et le cresson, le sublimé corrosif et le cochléaria. On ne saurait disconvenir que la plupart de ces médicamens n'offrent entre eux aucune analogie, sous le rapport de leurs propriétés physiques, ni de leur composition chimique ; qu'ils présentent de grandes différences dans leurs effets sur l'économie animale ; mais s'il est vrai de dire qu'ils jouissent tous de la vertu de modifier le système lymphatique, s'il n'est pas permis de traiter de chimériques les raisons qui portent les praticiens les plus recommandables à les employer contre les maladies de ce système, parce que l'on se trouverait souvent en contradiction avec l'expérience ; enfin, si le fond de la médication qu'ils produisent est le même, aux degrés d'intensité près, devions-nous les confondre avec les autres excitans, ou en faire une classe *incertæ sedis ?*

Il serait oiseux de parler encore de l'activité que donnent à la digestion, à la circulation, etc., les médicamens que nous comprenons dans cet ordre; nous ferons remarquer seulement ce que l'observation peut saisir de leur action sur le système lymphatique. Si l'on continue pendant quelque tems l'emploi d'un de ces agens, et que l'on observe avec soin ce qui se passe dans l'économie, on s'assurera facilement que l'absorption lymphatique a acquis de l'énergie. Ce produit est surtout bien sensible chez les personnes qui sont dans un état de bouffissure universelle, dont les tissus organiques se trouvent profondément débilités. Il est facile d'apercevoir sur ces personnes que l'appareil absorbant a été réveillé par une impression stimulante; les liquides qui distendaient les aréoles du tissu cellulaire sur tous les points du corps, disparaissent en même tems que tous les organes diminuent de volume, acquièrent plus de force, et exécutent leurs fonctions avec plus de facilité. Les succès signalés que l'on obtient du raifort sauvage, des sous-carbonates alcalins dans le traitement des hydropisies, des ganglionites, etc., ne tiennent pas seulement à leur action révulsive, sur les reins et les autres sécréteurs; ces succès dépendent aussi du pouvoir qu'ont ces médicamens de ranimer l'absorption.

ORDRE IV.

Stimulans du système nerveux. (Anti-spasmodiques, nervins).

Les phénomènes que l'on observe dans l'économie animale, sous l'influence des agens de cet ordre, prouvent qu'ils sont doués d'une vertu stimulante; ils déterminent l'accélération du pouls, le développement de la chaleur; ils excitent la sueur, et d'autres fois ils augmentent le cours des urines. Mais on observe aussi d'autres effets qui émanent d'une force excitante, qui agit d'une manière spéciale sur le système nerveux. L'individu médicamenté éprouve des douleurs fugitives sur divers points de son corps, de l'oppression, une sorte de constriction dans le thorax, vers la région du cœur, des tintemens d'oreilles, des scintillations dans les yeux, de la céphalalgie, de l'agitation, de l'insomnie; d'autres fois des lipothymies, des vomissemens, des sueurs froides accompagnées de la pâleur du visage, de la petitesse et de la concentration du pouls, de crampes, de soubresauts des tendons ,de convulsions, etc. etc. Ces symptômes sont loin d'être constans; ils ne se manifestent pas toujours, ni tous à la fois; mais ils ne prouvent pas moins que ces productions médicinales exercent sur l'appareil nerveux une stimulation particulière, encore inconnue dans sa nature, mais bien digne de fixer l'attention des praticiens.

ORDRE V.

Stimulans de la tonicité de l'utérus. (Emménagogues).

Existe-t-il des substances qui aient la propriété de stimuler spécialement l'utérus? A une époque encore peu éloignée de nous, où l'on négligeait l'action première des médicamens, pour ne s'occuper que de leurs effets secondaires ou thérapeuthiques, il y en avait beaucoup que l'on décorait du titre d'*emménagogues;* aujourd'hui, que tous les bons esprits s'efforcent de tirer la matière médicale du cahos où elle était plongée, le nombre de ces substances se trouve bien restreint. Dans l'état actuel de la science, le safran est peut-être le seul médicament qui jouisse d'une action spéciale sur l'organe utérin. Quant à la rue et à la sabine, elles peuvent tout aussi bien donner lieu à des congestions sanguines sur d'autres organes que sur l'utérus, et pour peu que l'on force la dose, elles décident, la dernière sur-tout, un véritable état pathologique. Nous pensons néanmoins que cet ordre doit être conservé dans toute classification pharmacologique, ne fût-ce que pour engager les praticiens à faire de nouvelles recherches sur ce sujet, un des plus importans de la thérapeutique.

CLASSE II.

Sédatifs. (*Medicamenta sedantia*).

Ces médicamens agissent en sens inverse des stimulans ; ils diminuent les mouvemens organiques, soit que ces mouvemens se trouvent au-dessus du mode qui doit exister dans l'état normal, soit qu'ils s'exécutent d'une manière régulière. Il n'est dans l'économie animale que deux appareils dont il soit en notre pouvoir de modérer l'action vitale, au moyen des agens médicamenteux qu'on administre à l'intérieur, agens qui sont les seuls qui nous occupent : ce sont les appareils de la digestion et de l'innervation. Cette classe ne se divise donc qu'en deux ordres :

1°. *Sédatifs des tuniques gastro-intestinales ;*

2°. *Sédatifs du système nerveux.*

ORDRE Ier.

Sédatifs des tuniques gastro-intestinales. (Antiphlogistiques).

Lorsqu'on jette un coup-d'œil attentif sur les substances qui ont la vertu de diminuer la tonicité du canal alimentaire, on ne tarde pas à s'apercevoir qu'ils présentent de grandes différences sous le rapport de leurs propriétés physiques, de leur composition chimique et sous celui de leur mode d'action. C'est sur ces différences que nous avons établi leur division en deux genres :

1°. *Sédatifs mucilagineux, sucrés, oléagineux, amilacés ;*

2°. *Sédatifs acides.*

GENRE Ier.

Sédatifs mucilagineux, sucrés, oléagineux, amilacés. (Adoucissans, délayans, émolliens).

Tous les médicamens de ce genre sont fournis par le règne végétal ou animal. Il n'y a point de production minérale douée de la propriété qui nous occupe. Les substances végétales ont pour base de leur composition du mucilage, de la fécule, de l'huile fixe. Ces principes se présentent tantôt seuls, tantôt unis, dans des proportions variées ; on trouve souvent du sucre joint à ces matériaux. L'analyse chimique découvre dans les substances animales, de la gélatine, de l'albumine, et un corps gras. Toutes ces substances sont inodores, ont une saveur douce, fade, visqueuse, sucrée, et s'administrent ordinairement en boissons. Déposées en grande quantité et pendant long-tems, sur la surface de l'estomac et des intestins, ces boissons relâchent le tissu de ces viscères, affaiblissent leur tonicité, leur vitalité actuelle; l'appétit diminue, les digestions deviennent lentes et se pervertissent. On remarque des effets tout à fait opposés, si les voies alimentaires sont sur-excitées; leurs propriétés vitales sont ramenées à leur état normal, l'innappétence fait place à un vif désir pour les alimens, et une chymification facile à une dyspepsie douloureuse. Prises par les vaisseaux absorbans, et mêlées au sang, les molécules émollientes le rendent moins excitant pour le cœur, qui ralentit ses mouvemens. C'est sur-tout quand le corps est en proie à un trouble fébrile, qu'on aperçoit mieux le pouvoir d'un agent adoucissant sur la circulation. Alors, une boisson mucilagineuse, gélatineuse, une émulsion, etc., modèrent, d'une manière visible, la rapidité morbide du cours du sang, la commotion artérielle; elle appaise la chaleur de la peau, ainsi que l'ardeur intérieure et profonde dont le malade se sent dévoré. Les organes de la respiration sont-ils dans un état d'éréthisme? Existe-t-il une toux sèche? La muqueuse bronchique est-elle desséchée? L'action relâchante de ces modificateurs change peu à peu cet état; elle dissipe la sécheresse des voies aériennes, elle établit une expectoration facile. En un mot, les divers appareils de l'économie ressentent cette influence sédative. La mutation qui s'opère dans le matériel de leur tissu, diminue leur tonicité, leurs mouvemens deviennent plus faibles, les fonctions qui leur sont confiées prennent un mode d'exercice plus lent. Ces effets sont à la vérité secondaires ou thérapeutiques; mais ils n'en révèlent pas moins l'espèce d'impression primitive, de changement organique qui les ont précédés.

GENRE II.

Sédatifs acides. (Acidules, rafraîchissans, tempérans).

Les acides citrique, malique, oxalique, tartarique, gallique, presque toujours mélangés entre eux et associés à des gelées végétales, des gommes, des fécules, des matières sucrées et colorantes de différente nature, nous offrent les médicamens de ce genre tout formés, dans une foule de végétaux indigènes ou exotiques, qui sont répandus avec profusion dans tous les pays, et presque sous toutes les latitudes. Les acides sulfurique, nitrique, hydrochlorique, dissous en petite quantité dans un très-grand volume d'eau, les eaux chargées d'acide carbonique, jouissent aussi des mêmes vertus médicinales, mais sont employés plus rarement. Déposées sur la muqueuse gastrique, les boissons acides produisent en général une sensation agréable de fraîcheur, qui se répand bientôt dans tout le canal alimentaire, et est suivie de calme et de bien-être. Cet effet est d'autant plus remarquable, que la soif est plus vive, la chaleur plus élevée et la peau plus sèche ; les oscillations des fibres vivantes deviennent tout-à-coup plus lentes, l'agitation se modère visiblement; le jeu du cœur et des capillaires se ralentit; le pouls perd de sa vivacité et de sa fréquence, la température du corps semble s'abaisser. L'usage continué de ces boissons, en titillant légèrement le canal digestif, réveille l'appétit, sollicite et accélère souvent son mouvement péristaltique, et détermine des évacuations alvines plus fréquentes, en agissant à la manière de certains laxatifs. Les personnes qui ont l'estomac irritable, éprouvent, après l'emploi des acides, une douleur gastralgique légère avec un sentiment d'astriction et de pesanteur, qui se communique quelquefois au système nerveux, et excite une sorte d'agacement et d'irritation générale. De tous les organes, ce sont ceux de la respiration, sur-tout lorsqu'ils sont irrités, qui partagent le plus promptement l'impression que font sur l'estomac les boissons acides. A peine sont-elles descendues dans ce viscère que la toux augmente, ainsi que les symptômes qui existent du côté de la poitrine.

ORDRE II.

Sédatifs du système nerveux. (Calmans, anodins, narcotiques).

Dans l'énumération des principaux effets physiologiques des narcotiques sur l'économie animale, nous aurons spécialement en vue l'opium, qui forme le type de cet ordre de médicamens. On peut rapporter ces effets à trois points principaux, selon qu'ils dépendent de l'impression des molécules médicamenteuses sur l'appareil digestif, sur celui de la circulation ou sur celui de l'innervation.

Il est généralement reconnu que les narcotiques anéantissent l'appétit, dissipent la faim, suspendent brusquement l'acte de la digestion, s'ils sont ingérés ou seulement administrés en lavemens, peu de tems après le repas; ils causent la sécheresse de la bouche et de la gorge; ils excitent la soif, quelquefois le vomissement; ils ne produisent ni une excitation des agens de la circulation, ni un affaiblissement franc et simple de leur vitalité; mais un désordre manifeste dans leurs mouvemens, d'où résulte que le pouls se trouve successivement grand ou petit, large ou serré, toujours inégal et irrégulier; les capillaires sanguins, frappés de stupeur, perdent leur ressort, laissent séjourner le sang dans leur intérieur : de là, le gonflement du visage et des yeux, la dilatation des tissus érectiles, etc. C'est sur-tout vers l'appareil nerveux que se manifestent les phénomènes les plus remarquables de ce genre de médication, l'effet physiologique d'où procèdent les symptômes les plus saillans de son opération. L'encéphale est énervé par l'action stupéfiante du médicament; il est devenu inapte à remplir ses fonctions; ses vaisseaux affaiblis sont incapables de se débarrasser du sang qu'ils contiennent; il se forme une congestion plus ou moins prompte et plus ou moins forte, en raison de la constitution de l'individu et de la dose de la matière narcotique qui a été ingérée. Suivant ces circonstances, on observera tantôt de l'accablement, des vertiges, une pesanteur de tête, un sommeil profond; tantôt se joindront à ces symptômes le délire, des tremblemens, un regard fixe et stupide, des mouvemens convulsifs, de l'agitation, etc.

On ne devait pas s'attendre à trouver dans cette division certains genres de remèdes auxquels on attribue des propriétés qu'ils n'ont pas, comme les *céphaliques*, les *cordiaux*, les *alexitères*, les *expectorans*, qui ne sont que des stimulans, de nature souvent différente; les *lithontriptiques*, dont on a, pendant long-tems, préconisé les vertus chimériques, etc.

Le tableau ci-joint présente la division des médicamens que nous venons de détailler.

CHAPITRE II.

DE LA CONFECTION DES FORMULES.

La nature et le choix des médicamens, leur préparation, l'état des organes auxquels on les applique, la quantité ou dose à laquelle on les administre, et les formes qu'on leur donne, décident presque toujours de leurs effets. La pharmacie, la matière médicale et la thérapeutique s'occupent des trois premiers points; les deux derniers seuls sont l'objet de l'art de formuler.

La *formule* est une exposition par écrit de la matière et de la forme d'un remède quelconque, de la manière de le préparer, de la quantité à laquelle on doit le faire prendre au malade, et de toutes les circonstances qui peuvent faire varier son administration. Le médecin ne se sert de cette prescription détaillée que pour certaines préparations magistrales qui ne sont pas consignées dans les ouvrages connus, ou pour celles qu'il juge convenable de modifier dans quelques-unes de leurs parties. Pour toutes les autres,

DIVISION DES MÉDICAMENS.

CLASSE I.

MÉDICAMENS STIMULANS.

- **ORDRE I.** Stimulans des tuniques gastro-intestinales.
  - **SECTION I.** Stimulans de la tonicité des tuniques gastro-intestinales.
    - **GENRE I.** Stimulans qui augmentent la tonicité, et produisent l'astriction des tuniques gastro-intestinales. — (*Astringens*, *Styptiques*).
    - **GENRE II.** Stimulans qui augmentent la tonicité des tuniques gastro-intestinales sans produire d'astriction. — (*Toniques*, *Amers*, *Fébrifuges*).
    - **GENRE III.** Stimulans qui augmentent la tonicité des tuniques gastro-intestinales, d'une manière plus prompte, mais moins durable. — (*Aromatiques*, *Carminatifs*, *Stomachiques*).
    - **GENRE IV.** Stimulans des tuniques gastro-intestinales, auxquels on attribue la propriété de détruire les vers. — (*Anthelmintiques*, *Vermifuges*).
    - **GENRE V.** Stimulans qui réveillent la tonicité des tuniques gastro-intestinales d'une manière soudaine, mais passagère. — (*Diffusibles*).
  - **SECTION II.** Stimulans de la contractilité musculaire des tuniques gastro-intestinales.
    - **GENRE I.** Stimulans de la contractilité musculaire de l'estomac. — (*Emétiques*).
    - **GENRE II.** Stimulans de la contractilité musculaire des intestins. — (*Purgatifs*, *Laxatifs*).
- **ORDRE II.** Stimulans des appareils sécréteurs.
  - **GENRE I.** Stimulans de l'appareil urinaire. — (*Diurétiques*).
  - **GENRE II.** Stimulans du système dermoïde, considéré comme organe sécréteur. — (*Diaphorétiques*, *Sudorifiques*).
- **ORDRE III.** Stimulans du système lymphatique. — (*Anti-scorbutiques*, *Fondans*, *etc.*)
- **ORDRE IV.** Stimulans du système nerveux. — (*Anti-spasmodiques*).
- **ORDRE V.** Stimulans de la tonicité de l'utérus. — (*Emménagogues*).

CLASSE II.

MÉDICAMENS SÉDATIFS.

- **ORDRE I.** Sédatifs de la tonicité des tuniques gastro-intestinales. — (*Anti-phlogistiques*).
  - **GENRE I.** Sédatifs mucilagineux, sucrés, oléagineux, amilacés. — (*Emolliens*).
  - **GENRE II.** Sédatifs acides. — (*Rafraîchissans*).
- **ORDRE II.** Sédatifs du système nerveux. — (*Anodins*, *Narcotiques*).

qui se trouvent conservées dans les officines, telles que les poudres, les extraits, les conserves, les sels, etc., il se contente de les désigner par leurs noms, d'en déterminer les doses, et d'indiquer la manière d'en faire usage.

Dans la plupart des formules, les anciens distinguaient la base, l'adjuvant ou l'auxiliaire, le déterminant, l'intermède, le correctif et l'excipient. On doit écarter le déterminant, auquel on prêtait la vertu illusoire de diriger sur telle ou telle partie l'action du mélange, ainsi que l'auxiliaire, qui n'est qu'une ou plusieurs bases ajoutées à la première, et ne conserver que la base, l'excipient, l'intermède et le correctif.

L'*excipient* est une substance liquide, molle ou pulvérulente, qui sert à donner le volume à la préparation; c'est l'eau dans une tisane; l'eau distillée ou une infusion dans une potion; une poudre, un extrait ou une conserve dans une masse de pilules. Cette substance doit, autant qu'il est possible, concourir à remplir l'indication qu'on se propose dans la prescription dont elle fait partie, ou, pour le moins, être indifférente.

La *base* est la substance la plus active de la préparation, l'agent principal de la médication que l'on cherche à produire. Il arrive souvent que l'excipient ne peut s'unir à la base, lorsqu'ils sont de natures trop différentes, comme l'eau et l'huile : c'est alors qu'un corps intermédiaire devient indispensable pour les réunir. On appèle *intermède* ce corps, dont la quantité et l'espèce varient comme la base elle-même : c'est tantôt de l'huile, de l'acide acétique, tantôt de l'alcool, du mucilage, etc.

On donne le nom de *correctif* à une substance destinée à masquer les qualités désagréables des autres ingrédiens de la même préparation, sans diminuer leurs propriétés médicinales. Les qualités désagréables que l'on cherche à corriger dans les médicamens sont la mauvaise odeur et le mauvais goût. La première correction, ou *aromatisation*, consiste à ajouter à la prescription une eau, un alcool, ou une poudre aromatique ; la seconde s'effectue en ajoutant aux boissons, aux potions, suffisante quantité de miel, de sucre, de sirop (*édulcoration*), ou en enveloppant les remèdes solides, comme bols, pilules, etc., dans différentes substances qui les empêchent de faire impression sur l'organe du goût. Ces enveloppes les plus ordinaires sont le sucre blanc, la poudre de réglisse, le pain azyme, les feuilles d'or ou d'argent. Il est encore une autre espèce de *correctifs* que les anciens appelaient *correctifs d'activité*, et qui s'emploient dans l'intention de modérer l'effet trop énergique de la base. La gomme arabique, l'amidon, sont des correctifs de substances irritantes qu'on administre sous forme de pilules, telles que le sublimé corrosif, la noix vomique, etc. Le correctif, dans ce cas, sert aussi d'excipient.

Avant de rédiger une formule, le médecin doit avoir présens à la mémoire certains préceptes généraux, dont l'oubli pourrait l'entraîner dans de graves erreurs. Voici les principaux :

I.

S'ASSURER, avant d'employer un remède, s'il est nécessaire, et ne point imiter la conduite de ces praticiens qui ne quittent jamais leurs malades sans leur délivrer une nouvelle prescription, afin de se faire passer à leurs yeux comme possédant de vastes connaissances, et de leur prouver que leur maladie compliquée ne saurait céder qu'à un traitement énergique et varié. N'est-il pas une foule de circonstances où le meilleur des remèdes est de n'en pas faire du tout? « J'aimerais mieux, disait Stoll, qu'on ne tentât aucun moyen, que de recourir insensément à ceux qui ne répondent point au caractère de la maladie, et qui troublent les efforts salutaires de la nature. »

II.

La nécessité d'un médicament bien reconnue, examiner avant de le prescrire s'il est de bonne qualité, parce que le commerce fournit souvent des substances sophistiquées, corrompues, mal conservées, qui non seulement ne remplissent pas le but du médecin, mais encore procurent aux malades beaucoup de dégoût, et aggravent le mal. S'il n'est pas possible de s'assurer par soi-même de la bonté d'un médicament, il faut remettre alors la formule entre les mains d'un de ces pharmaciens qui n'ont d'autres titres à la confiance du public que leur savoir, leur probité et leur exactitude à faire *tout ce qui est prescrit*, et *rien que ce qui est prescrit.*

III.

Mettre la plus grande simplicité dans les formules. Ces longues prescriptions où l'on étale beaucoup de drogues, sont toujours des productions du charlatanisme ou de la routine, qui cherche à en imposer à la multitude, qui ne mesure trop souvent l'instruction du médecin qu'à la toise de ses ordonnances.

IV.

Dans le cas où il paraîtrait utile d'unir plusieurs médicamens, ne pas perdre de vue les lois des affinités de ces substances, afin d'éviter soigneusement de rapprocher celles qui peuvent se décomposer, et donner naissance ensuite à des composés nouveaux plus faibles, sans action, ou même nuisibles. Les moindres erreurs peuvent avoir ici les conséquences les plus graves pour le malade, et ne sont pas sans inconvénient pour le médecin, qui se compromet aux yeux de ses confrères et des pharmaciens, qui deviennent dans cette circonstance ses véritables juges.

V.

Choisir de préférence, pour la confection des formules, les substances indigènes, et celles qui sont d'un prix modéré, parce qu'alors on a moins à craindre qu'elles n'aient été altérées par la cupidité, comme on en a de fréquens exemples pour le musc, le sulfate de quinine, etc.

VI.

N'user qu'avec la plus grande circonspection

des médicamens nouvellement introduits dans la matière médicale, pour ne compromettre ni la vie des malades, ni sa réputation. Qui oserait se dissimuler les nombreux empoisonnemens produits par l'usage du nitrate d'argent, du phosphore, de l'acide hydrocianique, de la noix vomique, etc.?

VII.

Employer tous les moyens nécessaires pour épargner aux malades le dégoût que leur inspirent la plupart des médicamens; en changer même le nom, pour ne pas contrarier les répugnances naturelles; mais se bien garder d'altérer leurs propriétés médicinales. La clarification, la filtration, rendent certaines préparations tout-à-fait inertes. Ainsi, prescrire de clarifier les potions dans lesquelles entre le catholicon double, ou la thériaque, c'est à peu près comme si l'on prescrivait au pharmacien de soustraire ces électuaires.

VIII.

Se rappeler les rapports des différentes substances entre elles et avec l'excipient qu'on veut leur donner, ainsi que la consistance de chacun de ces ingrédiens, pour qu'on ne s'avise pas de vouloir faire dissoudre un sel avec de l'huile, ou un baume avec de l'eau ; ni composer une poudre avec la terre foliée de tartre et le sucre. Connaître également la nature de l'action chimique que les médicamens peuvent exercer sur les vases ou réservoirs qui les contiennent. Le deutochlorure de mercure, par exemple, sera dissout dans un mortier de verre, et sa dissolution conservée dans un vase de pareille matière.

IX.

N'IMITER jamais certains médecins qui ne voient point de maladie simple, mais une réunion de plusieurs maladies toutes aussi graves les unes que les autres, et qui font entrer dans leurs formules des médicamens énergiques propres à combattre chacune d'elles.

Naguères, un de ces docteurs racontait à la femme d'un de ses malades que son mari avait un catarrhe pulmonaire, une pleurésie, une fluxion de poitrine, une plénitude de bile, une affection nerveuse : « Vous avez vu, ajouta-t-il, la quantité » énorme de bile qui recouvrait la surface du sang » que je lui ai tiré du bras? Eh bien ! je vais lui » prescrire une potion qui calmera la toux, fera » expectorer, évacuera la bile, appaisera l'agita» tion des nerfs, enfin, qui satisfera à toutes les in» dications. » Cette incomparable potion se composait de gomme, de kermès minéral, d'opium, d'éther, de nitre, de sirop de menthe et d'une infusion de mélisse, avec un peu d'eau de fleurs d'oranger !!!

X.

Connaître les différens noms que portent quelquefois, dans les officines, une même drogue simple ou une même préparation, afin de ne pas s'exposer à les faire entrer dans la même formule, sous des désignations différentes ; ne pas prescrire, par exemple, dans un julep, *sirop diacode, sirop de pavot blanc* ā̃. ℥ iv, comme on l'a vu ordonner quelquefois.

XI.

Être instruit des tems de l'année où l'on peut se procurer certaines substances, comme les plantes fraîches, les fruits récens, etc.; connaître parfaitement les doses des remèdes que l'on prescrit, et pour ne pas commettre d'erreurs funestes à cet égard, commencer, lorsqu'il s'agit d'agens énergiques, par les doses les plus faibles, et les augmenter progressivement jusqu'à ce que l'on obtienne l'effet désiré.

XII.

Avoir égard à la forme que l'on donne au remède, parce que de là dépendent souvent ses effets. M. Alibert a expérimenté que le nitrate de potasse ne provoquait la sécrétion de l'urine que lorsqu'on l'administrait dans une boisson, et que, prescrit en bols, il était nul ou fatiguait.

On peut en dire autant des substances que l'on administre dans le but d'exciter la perspiration cutanée, etc.

XIII.

Prendre en considération les âges, pour donner aux formules de justes proportions. En supposant que, pour un adulte, la dose soit

de	1	ou ʒj
Au dessous de 1 an, elle ne devra être que de	1/12	g̃vj
2	1/8	g̃ix
3	1/6	g̃xii
4	1/4	g̃xviij
7	1/3	℈j
14	1/2	ʒß
20	2/3	℈ij
21	1	ʒj

65 ans, même gradation en sens inverse.

XIV.

Avoir égard au sexe. Les femmes exigent en général des doses moindres que les hommes, et quand on leur prescrit des médicamens, on ne doit jamais perdre de vue l'état du système utérin.

XV.

Les tempéramens ne doivent pas être oubliés dans la confection des formules. Les stimulans affectent bien plus vivement le tempérament sanguin que le tempérament lymphatique : celui-ci requiert donc de plus fortes doses, etc. Le peuple médicastre, pour nous servir de l'expression de M. Alibert, ne connaît rien de tout cela, parce qu'il croupit dans une ignorance honteuse des sciences physiologiques.

XVI.

La connaissance des habitudes est un objet non moins important. Qu'un individu habitué à l'usage des stimulans ou des narcotiques fasse une maladie qui réclame l'emploi de ces agens, il faudra alors les administrer à plus larges doses, ou leur effet sera nul ou presque nul, tandis que celui qui est dans l'habitude de se purger souvent, devra prendre des doses moindres de purgatifs, parce que ces médicamens exercent sur lui une action plus énergique.

XVII.

Souvent des médicamens, même peu actifs, agissent d'une manière violente sur certains sujets, tandis que chez d'autres, les moyens thérapeutiques les plus énergiques ne produisent que peu ou point d'effet. Cela dépend d'un état particulier de l'estomac ou de la constitution qu'on nomme *idiosyncrasie*. Le praticien doit chercher à s'assurer de l'existence de cet état, et dès qu'elle lui sera connue, il ne manquera pas d'en tenir compte dans la rédaction de sa formule.

XVIII.

Toute formule doit être rédigée dans la langue usitée au lieu où l'on se trouve, pour ne donner lieu à aucun *quiproquo* de la part des pharmaciens ou des personnes employées au service des malades. Cette règle ne souffre d'exception que dans certains cas rares où il est utile de cacher aux malades la nature des remèdes qu'on leur prescrit. Cependant, on voit encore quelques médecins français qui rédigent toutes leurs formules en latin, dans le but, disent-ils, de ne pas mettre la médecine à la portée du public.

XIX.

Une règle moins importante, et qu'il ne faut cependant pas négliger, c'est de prescrire ensemble les drogues de même espèce, les racines avec les racines, les feuilles avec les feuilles, etc.; de les arranger dans le même ordre que le pharmacien doit les employer; d'écrire chacune d'elles sur une seule ligne et sans abréviation, les doses exprimées en signes bien distincts ou mieux en toutes lettres. Si l'exécution des formules est aisée, on se borne à indiquer l'espèce de préparation que l'on désire par ces mots : F. S. l'A; *faites selon l'art, une infusion, une décoction*, etc. On ordonne ensuite, lorsqu'on le croit nécessaire, de partager le tout en un certain nombre de doses ou de fractions; mais quelquefois, il devient indispensable de détailler au pharmacien les opérations qu'exige un mélange difficile. Les substances une fois déterminées et leurs doses bien fixées, ainsi que la manière de les préparer, il reste à désigner le tems et le mode d'administration du remède. Cette partie de la formule, qu'on appèle *signature*, doit être toujours écrite en langue vulaire, avec ordre de l'appliquer ou de la trans-rire sur le vase, la boîte ou le paquet dans lequel e pharmacien livrera le remède. Il faut apporter ci une attention particulière aux expressions dont n se sert relativement à certaines maladies, aux iverses parties du corps où les médicamens doi-ent s'appliquer, ainsi qu'au sexe des malades.

XX.

Toute formule doit être énoncée avec précision, ais avec une clarté telle qu'elle ne présente rien 'équivoque ni d'incertain.

XXI.

Ne jamais se dispenser de relire ses formules, ors même qu'il n'y entrerait aucune substance 'nergique; y mettre la date, son nom, et termi-er par indiquer la personne à laquelle le remède st destiné, à moins que le genre de la maladie 'exige un secret que les médicamens pourraient évoiler.

XXII.

Une connaissance exacte des poids et mesures ont on se sert en pharmacie, est indispensable pour la confection des formules. On y parviendra facilement à l'aide des trois tableaux suivans.

DIVISION DES NOUVEAUX POIDS.

Kilogr.	Hectogr.	Décagr.	Gramme.	Décigr.	Centigr.
1	10	100	1000	10,000	100,000
	1	10	100	1000	10,000
		1	10	100	1000
			1	10	100
				1	10

DIVISION DES ANCIENS POIDS.

Livre ℔	Once ℥	Gros ʒ	Scrupule ℈	Grain g̃
1	16	128	384	9,216
	1	8	24	576
		1	3	72
			1	24

CONVERSION DES POIDS ANCIENS en nouveaux.

	Grammes.
10 Grains.	0,53
20	1,06
30	1,59
40	2,12
50	2,66
60	3,19
70	3,72
1 Gros.	3,82
2	7,65
3	11,47
4	15,30
5	19,12
6	22,94
7	26,77
1 Once.	30,59
2	61,19
3	91,78
4	122,38
5	152,97
6	183,56
7	214,16
8	244,75
9	275,35
10	305,94
11	336,53
12	367,14
13	397,73
14	428,33
15	458,91
16	489,51

CONVERSION DES POIDS NOUVEAUX en anciens.

Gramm.	Livres.	Onces.	Gros.	Grains.
1	0	0	0	19
2	0	0	0	38
3	0	0	0	56
4	0	0	1	3
5	0	0	1	22
6	0	0	1	41
7	0	0	1	60
8	0	0	2	7
9	0	0	2	25
10	0	0	2	44
20	0	0	5	17
30	0	0	7	61
40	0	1	2	33
50	0	1	5	5
60	0	1	7	50
70	0	2	2	22
80	0	2	4	66
90	0	2	7	38
100	0	3	2	11
200	0	6	4	21
300	0	9	6	32
400	0	13	0	43
500	1	0	2	53
600	1	3	4	64
700	1	6	7	3
800	1	10	1	13
900	1	13	3	24
1000	2	0	5	35

MESURES DE CAPACITÉ.

1 litre = 1000 gram. = 1 pinte = ℔ij ʒvß = 6 verres.
5 décil. = 500 gram. = 1 chop. = ℔j ʒij g̃ liij = 3 ver.
2 décil. = 200 gr. = 1 poisson 1/2 = ℥vj ʒiv g̃xxi = 1 ver.
5 centil. = 50 gram. = ℥j ʒv g̃v = 1/4 de verre.
2 centil. = 20 gram. = ʒv g̃xvij.
1 centil. = 10 gram. = ʒij g̃xliv = 1/2 cuillerée.

MESURES PAR ABRÉVIATION.

Fasc. j., une brassée; *m. j.*, une poignée; *pug. j.*, ou *p. j.*, une pincée; n°. 1, 2, 3, etc., le nombre des parties; āā, ou *ana*, de chaque; *p. e.*, partie égale; *q. s.*, quantité suffisante; *q. v.*, ce que vous voudrez; *cochléar. j.*, une cuillerée; *gut. j.* une goutte.

Nota. Ces quantités, toujours variables, ne doivent servir que pour des choses peu importantes; du reste, on doit tout peser.

POIDS ADOPTÉS PAR LE CODEX.

Pour empêcher que les proportions respectives des médicamens ne variassent dans les formules, suivant les tems et les lieux, les auteurs du Codex ont jugé convenable de les indiquer par des nombres ronds, commodes à fractionner, applicables également à tous les poids, et faciles à convertir, au besoin, en mesures ordinaires. Cependant, afin de s'éloigner le moins possible des mesures adoptées jusqu'à ce jour par les praticiens, ces auteurs ont fait en sorte que les nombres ronds se rapprochassent à la fois des anciens poids et des nouveaux, et qu'on pût, sans beaucoup de peine, les convertir en grammes ou en gros; ce qui ne leur a été possible qu'en négligeant les fractions.

Ainsi, ils ont indiqué par 4,0, quatre grammes, qui se rapprochent beaucoup d'un gros ordinaire. Il en est résulté nécessairement que chaque once, composée de huit gros, a dû être représentée par 32,0, une demi-once par 16,0, deux onces par 64,0, trois par 96,0, et quatre par 128,0. Mais, parvenus à la demi-livre, à la livre et à la livre et demie, comme ces mesures sont le plus souvent appliquées à des liqueurs dissolvantes dont la quantité n'a pas besoin d'être déterminée d'une manière aussi précise, ils n'ont point hésité, pour faciliter le calcul, à mettre 250, 500, 750 et 1000, en place de 256, 512, 768 et 1028.

Quant à ce qui concerne les très-petits poids, ils les ont aussi exprimés par des fractions décimales, de manière que la sixième partie de 1 ou 0,1, qui équivaut presque à deux grains, répond en même tems à un décigramme; 0,05 expriment cinq centigrammes, qui approchent beaucoup d'un grain; enfin, 0,025, qui égalent vingt-cinq milligrammes, correspondent à environ un demi-grain. Comme ces poids se rapportent presque tous à des médicamens héroïques, il valait beaucoup mieux rester en-deçà de la dose, qu'aller au-delà.

CHAPITRE III.

DES PRÉPARATIONS MÉDICAMENTEUSES QUE L'ON INTRODUIT DANS L'ESTOMAC.

Ces préparations sont les boissons, les sucs de végétaux, les potions, les poudres, les pilules, les tablettes, les pastilles et les pâtes.

§ Ier.

DES BOISSONS.

Les boissons sont des liquides ordinairement peu chargés de principes médicamenteux, qui ont l'eau pour excipient et que l'on fait prendre pendant le cours de la journée. On se borne quelquefois à l'eau pure ou sucrée, lorsque l'on n'a pour but que d'étancher la soif. La quantité la plus commune de boisson est d'une pinte ou deux livres par jour; mais on peut en augmenter ou en diminuer la dose, autant que le réclament les circonstances.

On confond assez souvent les tisanes avec les boissons. Il y a cependant assez de différence entre ces préparations pour qu'on doive distinguer, 1°. les tisanes, 2°. les émulsions, 3°. les bouillons, 4°. les eaux minérales, 5°. les mélanges de l'eau avec les sucs de végétaux, les miels, le lait, etc.

I°.

DES TISANES.

Les tisanes sont des médicamens liquides qui ne contiennent qu'une petite quantité de principes immédiats végétaux en dissolution. Elles se préparent par la macération, la digestion, l'infusion ou la décoction.

La *macération* consiste à laisser l'eau en contact avec le végétal, pendant un ou deux jours, à la température ordinaire. Cette opération n'est mise en usage que pour les substances qui ont des propriétés très-marquées, comme l'absinthe, le quinquina, la gentiane, etc. La *digestion* diffère de la macération, en ce que, dans la première, le contact se prolonge plus long-tems, et qu'on emploie une température de 35° à 43° (*cent.*)

L'infusion s'exécute, en versant sur le végétal dont on veut extraire des principes, de l'eau bouillante, dont on prolonge le contact l'espace de quinze à trente minutes. Ce sont principalement les feuilles et les fleurs que l'on fait infuser.

La *décoction* est une opération au moyen de laquelle on extrait les principes des végétaux, en les faisant bouillir avec l'eau. La décoction peut être *légère*, *médiocre* ou *forte*. Dans le premier cas, l'ébullition ne dure que quelques minutes; dans le second, un quart d'heure ou une demi-heure, et dans le troisième, elle peut se continuer pendant plusieurs heures de suite. Cette opération convient sur-tout aux bois, aux écorces et aux racines.

Avant de soumettre les végétaux à l'une ou à l'autre de ces opérations, il faut briser les feuilles entre ses doigts, concasser les écorces, râper les bois, gratter les racines et les couper en petits fragmens, afin que l'eau les pénètre plus facilement. Les fleurs seules n'exigent aucun apprêt de ce genre.

L'usage des tisanes devant être continué longtems, il faut les rendre le moins désagréables possible, et pour cela les obtenir claires, peu chargées, et corriger leur insipidité ou leur amertume au moyen du sucre, du miel, de la réglisse, ou de sirops. On clarifie les tisanes, en les passant à travers une étamine ou un linge serré, toujours sans expression; on les laisse reposer dans les vases qui les renferment, et on les sépare par décantation du dépôt qu'elles ont formé, avant de les livrer aux malades. Pour l'édulcoration, la dose du sucre et du miel varie de une à deux onces, celle des sirops, de une once et demie à trois onces, et celle de la réglisse, de deux à quatre gros : du reste, c'est fort souvent le goût des malades qui décide sur l'espèce et la quantité de correctif que l'on doit prescrire. On peut employer presque indifféremment tous les sirops agréables pour corriger la saveur des tisanes. Il en est cependant quelques-unes pour lesquelles il me semble préférable de choisir un sirop doué de vertus analogues à celles de la base ; par exemple, le sirop de cochléaria pour une infusion anti-scorbutique, le sirop de rhubarbe pour une boisson laxative : le correctif devient alors adjuvant.

Actuellement, rien de plus facile que de formuler toutes sortes de tisanes. Voulez-vous prescrire, par exemple, une boisson propre à ranimer le ton de l'estomac et à resserrer son tissu? En cherchant le genre de médicamens qui jouissent de ces propriétés, vous trouvez à leur tête la noix de galle, production qui s'administre de ℥j—℥ij, en infusion ou en décoction. Choisissez la quantité et l'opération que vous jugerez convenables, et après avoir ordonné de clarifier et d'ajouter le correctif que vous aurez désigné, indiquez la manière de prendre la préparation. Votre formule, simple, mais rationelle, sera disposée comme suit :

Prenez ou *R.* ou ℞ Noix de galle concassée..... ℥ij ou 2 gros.
Faites infuser ou bouillir (indiquer le tems de l'ébullition), dans eau............ ℔ ij 2 liv.

Passez sans expression à travers un linge serré, et ajoutez à la colature :

Sirop de Guimauve, ou tout autre analogue............℥iij ou 3 onc.

Transcrivez ou *T.* A prendre par verre, de quatre heures en quatre heures.

Tisanes officinales.

Décoction blanche. ℞ Corne de cerf calcinée et pulv...ʒiv

Mie de pain blanc.............℥ij

Eau.........................℔iij

Réduisez d'un tiers par ébullition, passez et édulcorez avec sucre.....℥j

Aromatisez avec eau de fl. d'oranger ʒj

On doit agiter cette boisson chaque fois qu'on en prend ; car une portion du phosphate de chaux se dépose. La corne de cerf non calcinée serait bien préférable, en ce qu'elle fournirait de la gélatine.

Tisane royale. ℞ Gayac râpé, Salsepareille hachée, Squine coupée par tranches.... ãã. ℥j

Rhubarbe choisie.................ʒij

Séné, Réglisse, Sassafras.... ãã. ʒiv

Coriandre.......................ʒij

On prend cette tisane, qui est un véritable apozème, à la dose de deux à trois verres tous les matins. On y ajoute ordinairement le suc de deux citrons ; mais en diminuant sa saveur peu agréable, ce suc lui enlève aussi beaucoup de son efficacité.

Tisane de Feltz, anti-vénérienne.	℞ Salsepareille incisée.....	℥ij
	Squine................	℥j
	Écorce de buis..........	℥jß
	——de lierre.........	℥jß
	Colle de poisson........	℥jß
	Sulfure d'antimoine	℥iv
	Eau..................	℔xij

Après avoir réduit de moitié et passé, on ajoute à la colature deuto-chlorure de mercure..... g̃iij. La dose est d'une pinte par jour; le sulfure d'antimoine est inutile.

II°.

DES APOZÈMES.

Les apozèmes sont des médicamens liquides, composés, qui ont l'eau pour excipient, et dont la base est toujours le produit de l'infusion, de la macération, ou de la décoction d'une ou plusieurs substances végétales, auxquelles on ajoute diverses autres préparations simples ou composées, telles que de la manne, des sels, des sirops, des teintures, des extraits, des électuaires. Les modes de préparation des apozèmes sont absolument les mêmes que pour les tisanes, dont ces composés ne diffèrent que parce qu'ils ne sont jamais simples ; qu'ils s'administrent toujours à des heures fixées par le médecin, et ne servent point, par conséquent, de boisson habituelle aux malades; qu'ils sont tous doués de vertus excitantes; qu'enfin, on n'emploie qu'une demi-livre à une livre d'eau pour leur confection. Les apozèmes sont rarement usités de nos jours, sans doute à cause de la répugnance qu'ils inspirent; l'on ne devrait même prescrire que ceux qui sont purgatifs, et que l'on désigne vulgairement sous le nom de *médecines*. Il est presque inutile de faire remarquer que dans les formules d'apozèmes, la dose des substances doit être moindre, en général, que celle qui est indiquée sur les tableaux, parce que la quantité de l'excipient est plus petite que pour les tisanes, et qu'on réunit plusieurs bases énergiques.

Exemple d'un apozème magistral.

℞ Follicules de séné .... ʒ iij
Faites bouillir légèrement dans eau ...... ℥ viij
Passez et ajoutez à la colature, manne en larmes .... ℥ ij
Sulfate de magnésie .... ℥ ß
Sirop de rhubarbe .... ℥ j

T. A partager en deux doses que le malade prendra le matin à jeun, à une demi-heure de distance.

IIIe.

DES ÉMULSIONS.

Ce sont des médicamens liquides, blanchâtres, d'un aspect laiteux, formés avec une certaine quantité d'huile, tenue en suspension dans l'eau par le moyen du mucilage et du sucre.

On peut former des émulsions avec toutes les semences huileuses, telles que les graines de pavot, les noix, les noisettes, les amandes, les semences de melon, de citrouille, et autres cucurbitacées. Lorsqu'on emploie ces dernières, l'émulsion prend le nom de *lait d'amandes;* c'est presque la seule usitée.

Pour préparer une émulsion, prenez une once de semences émulsives dépouillées de leurs enveloppes; plongez-les, pendant quelques minutes, dans l'eau bouillante, pour en séparer facilement la pellicule ou épisperme; jetez-les dans l'eau froide pour en raffermir le parenchyme; pilez-les ensuite avec deux onces de sucre blanc, dans un mortier de marbre ou d'agathe (jamais dans un mortier de bois ou de fer), jusqu'à ce que la pâte n'offre plus d'inégalités entre les doigts; délayez cette pâte dans une livre d'eau, passez-la avec expression; pilez de nouveau le résidu; délayez-le dans une autre livre d'eau et passez de la même manière; réunissez les deux produits, et ajoutez de un à deux gros d'eau de fleurs d'oranger ou de cannelle.

Au lieu de sucre, on peut édulcorer l'émulsion avec une once ou une once et demie d'un sirop adoucissant, comme celui d'althéa, de gomme arabique, etc. Mais on ne l'ajoutera qu'avec l'eau distillée. M. Virey prescrit de joindre quelques amandes amères, deux ou trois, aux amandes douces, pour corriger la saveur de celles-ci.

Plusieurs substances, telles que les acides, décomposent les émulsions (*voy.* le tableau, n°. 4, *amandes douces*); elles s'altèrent même spontanément avec assez de promptitude, sur-tout lorsqu'elles sont exposées à la chaleur; c'est pourquoi il faut toujours les administrer froides, et ne les préparer qu'au moment de les délivrer aux malades.

Les résines, les gommes-résines, les baumes, peuvent, de même que les résines, servir à préparer les émulsions; mais comme la dose en est toujours très-bornée, ces émulsions forment des potions.

IV°.

DES BOUILLONS.

Les bouillons *médicinaux* se préparent avec la chair de divers animaux et ne diffèrent qu'en cela des tisanes. Pour les obtenir convenablement, il faut prendre des substances animales très-saines et séparées de toutes les parties qui pourraient donner à ces liquides une odeur et une saveur désagréables. C'est ainsi qu'on lave les escargots, pour enlever le mucus qui les recouvre; qu'on retranche la peau et la tête de la grenouille et de la vipère ; qu'on rejette les intestins de la tortue.

Si le bouillon ne contient rien de volatil, on opère à feu nu dans des vaisseaux de terre, de préférence à ceux de métal ; mais s'il entre dans sa composition des substances dont il est inutile de conserver l'odeur, on opère au bain-marie, en prolongeant le feu jusqu'à ce que la coction soit complète. On emploie toujours pour avoir un bouillon semblable, même poids d'eau et de substance, même durée de coction. On ne passe le bouillon que lorsqu'il est refroidi, afin d'en séparer toute la graisse ; on le conserve dans un lieu frais, et on le chauffe au bain-marie avant de le faire boire au malade.

On fait entrer quelquefois dans la confection des bouillons, des matières végétales, qu'on n'ajoute que vers la fin de l'opération ; c'est-à-dire lorsque les viandes sont à peu près cuites. L'oseille, la poirée, le pourpier, le pissenlit et le cerfeuil, forment la base d'une préparation banale, que l'on désigne sous le nom de *bouillon aux herbes*, et que l'on donne pour favoriser l'action des purgatifs.

Vo.

DES EAUX MINÉRALES.

Les eaux minérales sont celles qui contiennent assez de matières étrangères pour avoir de la saveur et exercer une action excitante sur l'économie animale. Elles sont *naturelles* ou *artificielles* : les premières sont fournies par la nature, les secondes sont le produit de l'art. (*Voy.* le tableau n°. 5).

VIo.

DES MÉLANGES ET DES DISSOLUTIONS DANS L'EAU.

Le simple mélange de l'eau avec d'autres liquides, et la dissolution des sels, sont trop faciles à préparer pour qu'il soit nécessaire d'entrer dans quelques détails à cet égard.

§ II.

DES SUCS DE VÉGÉTAUX, *vulgairement* JUS D'HERBES.

Les sucs d'herbes se retirent par expression des feuilles et des racines. Ils ont tous la propriété des plantes qui les fournissent, et sont fréquemment employés dans le traitement des maladies chroniques. C'est dans le moment de la plus grande sève, c'est-à-dire au printems, qu'on doit les prescrire de préférence.

Pour obtenir les sucs, il suffit, si les plantes sont très-succulentes, de les monder, de les inciser, de les piler dans un mortier de marbre (le mortier doit être de bois pour les sucs acides), et de les soumettre à la presse; si les plantes sont, au contraire, peu succulentes et mucilagineuses, on les pile avec un peu d'eau. Dans le premier cas, l'eau sert à laver la fibre végétale et à dissoudre le suc qu'elle contient; dans le second, elle délaie le mucilage et facilite la sortie du suc. On emploie la râpe, lorsqu'on veut extraire le suc des racines, telles que la rave, la carotte, etc. Les sucs se clarifient ensuite, soit par la filtration, soit à l'aide de la chaleur ou du blanc d'œuf.

Dans la filtration, les pores du papier laissent passer le suc et tout ce qui s'y trouve dissous; la matière colorante reste seule sur le filtre, où il faut verser à plusieurs reprises les premières portions, jusqu'à ce que la limpidité soit parfaite. Lorsqu'on a recours à la chaleur pour clarifier les sucs, on les fait chauffer jusqu'à un degré voisin de l'ébullition, on les laisse refroidir et on les filtre au blanchet. Dans cette opération, le calorique agit en coagulant l'albumine végétale qui, dissoute dans le liquide, ramasse, en se coagulant, toutes les impuretés qu'il contient. Le blanc d'œuf agit de la même manière que l'albumine végétale; aussi doit-on ne l'employer que rarement, afin d'éviter l'ébullition nécessaire à sa coagulation parfaite.

Une grande différence s'observe entre les sucs dépurés à froid, et les sucs dépurés à chaud. Leur limpidité est à la vérité la même; mais leur composition chimique ne l'est pas : les premiers sont plus foncés en couleur et s'altèrent plus promptement que les seconds. C'est que ces derniers ont perdu leur albumine, qui, coagulée par la chaleur, est restée sur le filtre, tandis que les premiers l'ont conservée. On doit toujours clarifier à froid, lorsque les vertus médicinales résident dans un principe volatil, comme dans les sucs des crucifères.

La plupart des sucs, excepté ceux qui sont acides, ne peuvent se conserver au-delà de vingt-quatre heures; et dans l'été, lorsqu'on les prépare le soir pour le lendemain, il arrive souvent qu'un changement dans la température, ou la chaleur même de l'atmosphère, suffit pour les altérer. Il faut les descendre à la cave, et placer dans l'eau froide les flacons qui les renferment.

Rien de plus simple que la prescription des sucs d'herbes. On se borne à indiquer les plantes dont on veut administrer le suc, ainsi que la dose de ce suc, laquelle varie de deux à six onces. On doit avoir soin de ne prescrire ensemble que des plantes douées du même mode d'action sur l'économie animale, et de ne pas placer sur la même ligne, comme on le voit faire journellement à des routiniers, la bardane et la laitue, l'oseille et le cresson. Il vaudrait même mieux n'employer que le suc d'un végétal seulement, que celui de plusieurs ensemble, malgré l'analogie de leurs propriétés.

§ III.

DES POTIONS.

Les potions sont des médicamens liquides, dont les vertus médicinales sont en général très-prononcées, et dont les malades n'usent jamais comme boisson habituelle, mais qu'ils prennent ordinairement par petites doses et à des heures prescrites par le médecin. Parmi ces préparations, les unes se donnent par intervalle et par cuillerée, les autres, d'un seul trait et par verre. Dans les premières, on comprend les mixtures, les juleps, les loochs, en un mot, les potions proprement dites; dans les secondes, on range les potions purgatives.

La *mixture* est composée de médicamens liquides qu'il suffit d'agiter ensemble pour en opérer le mélange.

Le *julep* ne diffère des autres potions que par sa consistance visqueuse, qui se rapproche de celle des sirops, par sa saveur agréable, et par la manière dont il s'administre. Il est destiné à être pris le soir avant l'heure du sommeil, en une ou deux doses.

Le *looch* n'est qu'une espèce de julep formé d'une émulsion épaissie par un mucilage. L'émulsion peut être fournie par l'amande, formée par l'huile, suspendue au moyen d'un mucilage de gomme ou du jaune d'œuf.

La *potion* est le nom générique par lequel on désigne les préparations précédentes ; elle diffère cependant de la mixture, en ce qu'elle est formée par des substances de consistance différente, qui exigent pour leur mélange l'action du pilon ; du julep et du looch, en ce qu'ils sont sédatifs et qu'elle peut être excitante.

Dans toutes ces préparations, la base peut être une huile fixe ou volatile, un éther, un alcool, une teinture, un vin, une gomme, une gomme-résine, une résine, un baume, un acide, un alcali, un sel, un extrait, une conserve ou un électuaire. Les poudres insolubles et les substances d'un goût repoussant doivent être bannies des potions.

I°.

DES HUILES.

Les huiles *fixes* ou *exprimées* sont des composés d'origine végétale, dont les caractères sont la fluidité, à la température ordinaire de nos climats, l'onctuosité, l'insolubilité dans l'eau, la solubilité dans l'éther, et la combustibilité. Elles sont toutes formées d'*élaïne* et de *stéarine*, en diverses proportions, et de quelques autres principes moins essentiels à leur constitution, mais auxquels elles doivent l'odeur, la saveur, la couleur et les propriétés médicinales qui caractérisent quelques-unes d'entre elles. Elles sont, en général, plus légères que l'eau; et lorsqu'elles ne sont pas incolores, leur teinte est ordinairement d'un jaune verdâtre. Insipides, lorsqu'elles viennent d'être obtenues, elles acquièrent par le tems et par leur exposition à l'air, plus ou moins d'âcreté. Lorsqu'on abaisse leur température, elles se solidifient; l'huile d'olives se congèle même à —10°. Les autres huiles, moins riches en stéarine, ne perdent leur liquidité qu'à une température plus basse. Elles n'ont d'action que sur un petit nombre de principes immédiats organiques. Ceux qui sont très-hydrogénés, et qui, par là, se rapprochent de la nature des huiles, paraissent aussi plus susceptibles de se mêler à ces liquides. C'est ainsi qu'elles dissolvent le camphre, la cire, quelques résines, et qu'elles s'unissent aux éthers. Excepté celle de ricin, elles sont généralement peu solubles dans l alcool, sur-tout à froid.

On donne le nom d'*huiles médicinales* à des préparations officinales dont la base est formée par quelque huile fixe, particulièrement l'huile d'olives ou celle d'œillet, chargée de divers principes médicamenteux qu'elle a la propriété de tenir en dissolution, tels que l'huile volatile des corps résineux odorans, le principe vireux des plantes narcotiques, le principe vésicant des cantharides et même des parties mucilagineuses. On prépare ces huiles par macération, par infusion, décoction ou digestion, ou par la combinaison de plusieurs de ces opérations, auxquelles on soumet les substances dont on veut dissoudre les principes actifs. Ces composés ne peuvent être employés qu'à l'extérieur, comme excipiens des linimens; ils sont même peu usités dans ce cas. On leur préfère des préparations magistrales, formées par l'union d'une huile et d'un ou plusieurs principes médicamenteux qui y sont tenus en suspension.

Les huiles *essentielles* ou *volatiles* sont produites par la nature dans diverses parties du système végétal, tantôt dans les fleurs, les feuilles, le fruit ou l'écorce; tantôt dans toutes ces parties à la fois.

Le plus grand nombre d'entre elles s'obtiennent par distillation, et quelques-unes par expression. Elles possèdent l'onctuosité, l'inflammabilité et la viscidité des huiles fixes; mais elles sont en général colorées, odorantes, piquantes et âcres. La plupart sont plus légères que l'eau, d'autres plus pesantes; quelques-unes se congèlent à la température ordinaire; elles sont solubles en petite quantité dans l'eau distillée, par la simple agitation. Elles s'unissent entièrement aux huiles fixes et à chacune d'elles; elles sont solubles dans l'alcool et l'éther, et elles dissolvent les corps résineux, le camphre, le caoutchouc préparé, etc.

II°.

DES ÉTHERS.

On donne ce nom à des composés résultant de l'action que les acides exercent sur l'alcool à une haute température. Ils sont tous très-volatils, et ont une odeur et une saveur qui leur sont particulières. Sous le rapport de la thérapeutique, on peut les diviser en deux sections : les éthers non acides et les éthers acides. La première section renferme ceux dans lesquels l'alcool et l'acide sont parfaitement combinés et forment un corps particulier, composé d'oxigène, d'hydrogène et de carbone, comme les éthers sulfurique, phosphorique, arsénique; on range dans la seconde section les éthers composés d'acide et d'alcool saturés l'un par l'autre, comme les éthers nitrique et acétique, ou seulement d'acide et d'hydrogène percarboné, comme les éthers hydrochloriques et hydriodiques.

Parmi les éthers non acides, le sulfurique est le seul qu'on emploie à l'intérieur et à l'extérieur. Dans la seconde section, les éthers hydrochlorique, nitrique et acétique, sont seulement appliqués à l'extérieur. Les deux premiers sont trop volatils, pour qu'on puisse les introduire dans l'estomac; l'éther nitrique est, en outre, très-facilement décomposable par l'action seule de l'eau; quant à l'éther acétique, quoique moins volatil que les deux premiers, on ne l'administre jamais à l'intérieur, parce qu'il conserve une saveur empyreumatique désagréable.

III°.

DES ALCOOLS, DES TEINTURES, DES VINS.

On appelle aujourd'hui *alcools* ou *alcoolats* des médicamens officinaux, liquides, odorans, incolores, qu'on désignait autrefois sous les noms d'*eaux, de liqueurs spiritueuses, d'esprits, d'essences, de quintessences*, etc. On les obtient en mettant macérer les substances dont on veut extraire les principes dans de l'alcool de vingt à vingt-cinq degrés, et en soumettant le tout à la distillation. Les alcools sont *simples* ou *composés*. Les premiers sont énoncés, ainsi que leurs doses, sur les tableaux; parmi les seconds, les plus usités sont: l'eau de Cologne, l'eau de mélisse des carmes, l'eau vulnéraire, l'eau thériacale; l'élixir américain ou antilaiteux, dit de *Courcelles*; l'alcool ou l'esprit ardent de cochléaria, l'alcool-antiscorbutique, l'esprit carminatif de *Sylvius*, le baume de *Fioraventi*. La dose ordinaire de ces alcools, à l'intérieur, est de un demi-gros à un gros, et à l'extérieur, de quatre gros à une once.

Les *teintures* diffèrent des alcools par la couleur plus ou moins foncée que leur donnent les principes fixes dont elles sont chargées; on les prépare également par la macération ou la digestion; mais, au lieu de les distiller, on se contente de les filtrer au papier. On distingue aussi des *teintures simples* et des *teintures composées*. Au nombre de ces dernières, se trouvent : la teinture d'absinthe composée; la teinture balsamique, ou *baume du commandeur de Permes;* la teinture aromatique composée, ou *eau rouge;* la teinture aromatique avec l'acide sulfurique, ou *élixir vitriolique de Mynsicht;* la teinture ammoniacale, ou *élixir antiscrophuleux;* la teinture purgative, ou *eau-de-vie allemande*, etc. Ces teintures se prescrivent en général depuis un gros jusqu'à deux gros. La dose de l'eau-de-vie allemande est de une à deux onces.

La préparation des *vins médicamenteux* consiste à faire macérer dans du vin rouge ou blanc, les substances dont on veut extraire les principes actifs, et à filtrer la liqueur. Parmentier a proposé de les composer en ajoutant une partie d'alcool ou de teinture à quinze parties de vin. Ce procédé, d'une exécution facile, n'est cependant pas généralement adopté. Les vins médicamenteux composés, dont on fait le plus fréquemment usage, sont le vin de quinquina composé; le vin d'opium composé, ou *laudanum liquide de Sydenham;* le vin opiacé, préparé par la fermentation, *gouttes* ou *laudanum de l'abbé Rousseau;* le vin amer scillitique composé, ou *vin diurétique amer ;* le vin antiscorbutique. Les vins médicamenteux se donnent de une once à plusieurs onces, excepté le laudanum liquide de Sydenham, dont vingt gouttes contiennent un grain d'opium, et celui de Rousseau, dont sept gouttes correspondent à un grain du même extrait.

IV°.

DE LA GOMME.

La gomme est un des principes immédiats des végétaux qui, dans son état de pureté, est solide, incolore, inodore, d'une saveur fade, incristallisable, inaltérable à l'air, soluble dans l'eau froide, plus soluble dans l'eau chaude, et formant une sorte de gelée qu'on nomme mucilage. Cependant la gomme adragant contient un principe, l'adragantine, qui entre pour quarante-trois parties dans sa composition, et qui se gonfle, sans se dissoudre, dans l'eau froide. La gomme est insoluble dans l'alcool, dans l'éther et dans les huiles; les acides nitrique et sulfurique la décomposent, mais les acides végétaux facilitent sa dissolution; les alcalis faibles la rendent floconneuse et puis la dissolvent.

Les gommes, presque exclusivement usitées en médecine, sont la gomme adragant et la gomme arabique. La dernière forme avec l'eau un mucilage moins épais que la première. Il faut, en effet, près d'un quart de gomme arabique en poids, pour donner à l'eau la consistance du sirop, tandis qu'il faut trente-deux fois moins de gomme adragant pour obtenir le même résultat.

V°.

DES GOMMES-RÉSINES.

Ce sont des produits végétaux formés d'une résine dissoute dans une huile essentielle, et tenue en suspension dans un liquide aqueux et gommeux. Les gommes-résines ont, en général, une odeur forte, une saveur âcre et désagréable; elles sont incomplètement solubles dans l'eau et l'alcool rectifié, tandis que l'alcool affaibli, le vin, le vinaigre, le jaune d'œuf, les dissolvent presque en totalité.

VI°.

DES RÉSINES ET DES BAUMES.

Toutes ces substances ont généralement une odeur forte, piquante, une saveur amère; elles sont insolubles dans l'eau, solubles dans l'alcool, les huiles essentielles et le jaune d'œuf. Les résines pures, sont souvent friables, vitreuses, inflammables, peu attaquables par les acides et les alcalis. Il en est, comme les thérébentines, qui sont plus ou moins liquides et chargées d'un huile essentielle. Les *vrais baumes* sont des résines chargées d'acide benzoïque, comme les benjoin, les baumes du Pérou, de Tolu, etc. Leur odeur est aromatique, souvent très-suave; leur saveur est tantôt douce et agréable, tantôt un peu amère et âcre.

VII°.

DES ACIDES.

Les acides sont des corps composés, solides, liquides ou gazeux, doués d'une saveur aigre ou caustique, généralement solubles dans l'eau, rougissant l'*infusum* bleu de tournesol, jaunissant ou rougissant l'hématine (matière colorante azotée, qu'on retire du bois de Campêche), et se combinant avec les alcalis et les oxides métalliques, pour former des sels.

Ces composés, à l'exception de l'acide hydrocyanique, ne sont guères usités en potion.

VIII°.

DES ALCALIS.

On donne aujourd'hui le nom d'*alcali* à toute substance composée, solide, liquide ou gazeuse, sapide, verdissant le sirop de violettes, rougissant la couleur jaune de curcuma, rétablissant la couleur bleue du papier de tournesol rougi par un acide, et jouissant de la propriété de se combiner avec les acides, dont ils font disparaître en tout, ou en partie, les caractères, et avec lesquels ils forment des sels. Ils sont fournis par le règne minéral et le règne végétal. Loin d'offrir tous, comme on l'avait cru jusque dans ces derniers tems, une saveur urineuse, âcre et caustique, et d'être solubles dans l'eau froide, il en est, tels que la plupart des alcalis végétaux, qui ont une saveur amère nullement caustique, et qui agissent à peine sur l'eau à la température ordinaire.

IX°.

DES SELS.

Les sels sont des corps composés résultant de

la combinaison des acides avec les oxides métalliques. Ces composés présentent, sous le rapport de leurs propriétés, des différences nombreuses qu'il nous est impossible de faire ressortir, et qu'il faut étudier dans les ouvrages de chimie; mais ce qu'il importe de remarquer pour la confection des formules, c'est qu'il existe des sels *déliquescens*, ou qui attirent l'humidité de l'air, et qu'on ne peut administrer qu'en solution, et d'autres *insolubles*, qui s'emploient en poudre, en pilules, ou en potions, avec le secours d'un intermède.

X°.

DES EXTRAITS, DES CONSERVES, DES ÉLECTUAIRES.

Les extraits sont le résultat de l'évaporation d'un suc végétal ou d'un liquide, dans lequel on a fait bouillir, infuser ou digérer une plante verte ou sèche, ou quelques-unes de ses parties. On les nomme *extraits mous*, lorsqu'ils ont une consistance telle qu'on peut les malaxer et les réduire en pilules; et *extraits secs*, autrefois *sels essentiels*, lorsqu'ils sont complètement desséchés. Si l'on opère sur une infusion ou une décoction, le produit est dit *extrait aqueux*, et *extrait spiritueux* ou *alcoolique*, s'il résulte de l'évaporation d'une teinture.

Les *conserves* sont des préparations pharmaceutiques, molles, de la consistance à peu près des électuaires, dont elles diffèrent en ce qu'elles contiennent deux à quatre parties de sucre sur autant de pulpe de racines, de fleurs, de fruits. On ne prescrit plus que les conserves préparées avec les fruits de la rose ou de cynorrhodon, ou avec les pétales de roses rouges.

On donne presque indistinctement les noms d'*électuaire*, de *confection*, ou d'*opiat*, à des médicamens mous, formés de poudres incorporées dans un sirop simple ou composé, et fait lui-même, soit avec du sucre, soit avec du miel.

Électuaires les plus usités.

	Doses.
Électuaire de safran perfectionné, autrefois *confection de hyacinthe*........	℈j—ʒj ß
——— de quinquina, ou *opiat fébrifuge*..	ʒij—℥ß *ter.*
——— de rhubarbe composé, *catholicon double des anciens*............	℥ß—℥ij
——— de séné et de pulpe de fruits composé, ou *électuaire lénitif*....	ʒiv—℥j ß
——— de scammonée et de turbith composé, autrefois *diaphœnix*....	ʒj—ʒvj
——— de coloquinte et de scammonée composé, ou *confection hamech*.	ʒj—ʒiv
——— opiacé polypharmaque, ou *thériaque*.....................	℈j—ʒj
——— opiacé astringent, ou *diascordium*.	℈j—ʒj ß

Telles sont les diverses préparations officinales

auxquelles on peut recourir pour former la base des potions ; il faut encore y ajouter certaines productions minérales, végétales et animales, comme le camphre, le kermès minéral, l'ambre, le castoréum, le musc, etc. Parmi ces bases, il en est un grand nombre qui, en raison de leur insolubilité dans l'eau, réclament des intermèdes : ainsi, on emploiera un gros de sucre et autant de mucilage de gomme pour les huiles, tant fixes que volatiles ; le jaune d'œuf pour les résines, les gommes-résines, l'ambre, le castoréum, le musc ; l'alcool, l'huile, l'acide acétique pour le camphre ; le mucilage, l'huile, le jaune d'œuf pour le kermès ; le mucilage pour les sels insolubles.

Pour corriger les potions, on se sert toujours de *sirops*, qui sont des médicamens liquides auxquels le sucre qu'ils contiennent en dissolution, donne une consistance telle, qu'ils coulent avec beaucoup de lenteur. On les prépare, soit avec de l'eau, soit avec des solutions, des infusions, des décoctions de diverses substances, ordinairement végétales, des sucs obtenus par expression, ou même des eaux distillées. Ces préparations officinales sont simples ou composées. Les sirops composés dont on fait le plus souvent usage, sont les suivans :

	OBSERVATIONS.
Sirop de sulfure de potasse de M. CHAUSSIER..........	Doit être conservé dans des flacons couverts de papier noir.— Contient un peu plus de douze grains de sulfure par once.
—— d'ipécacuanha............	C'est un sirop simple. Nous n'en parlons que pour rappeler qu'il contient seize grains d'ipécacuanha par once.
—— de jalap..................	La proportion du jalap est de vingt grains par once.
—— de scammonée...........	Dix-huit grains de scammonée par once.
—— de stchas composé........	Le stœchas et le thym dominent dans ce sirop.
—— aromatique, ou d'*armoise* composé..............	L'armoise, la sabine et la rue sont les substances dominantes.
—— de raifort composé, ou *anti-scorbutique*............	Doit être conservé dans des bouteilles bien bouchées.
—— des cinq racines dites *apéritives*................	
—— de mou de veau...........	
—— de rhubarbe, ou de *chicorée* composé..............	La proportion de la rhubarbe est environ :: 1 : 19,5.
—— de séné, ou de pommes, ou du *roi Sapor*...........	La proportion du séné est :: 1 : 14.
—— de salsepareille et de séné composé, ou *sirop de Cuisinier*................	Un peu plus d'un gros de séné par once.
—— de karabé...............	Deux grains d'extrait d'opium par once, et trois d'acide succinique.

On emploie pour excipient des potions l'eau pure, ou une eau distillée à laquelle on peut substituer une infusion, une décoction ou une émulsion, pourvu que le véhicule ne soit pas incompatible avec les autres ingrédiens de la prescription.

Les eaux distillées des plantes odorantes jouissent de propriétés bien décidées; mais il est permis de douter des vertus des eaux tirées de plantes inodores : la plupart sont complètement insipides, sans odeur, si ce n'est quelquefois celle d'herbe; c'est ce qui a porté les praticiens à en abandonner l'usage. Il est pourtant utile de remarquer que toute eau inodore, insipide, n'est pas toujours dépourvue de qualités médicinales. L'eau de *morelle*, celle de *laitue*, par exemple, paraissant presque de l'eau pure au goût et à l'odorat, ne sont pas sans action sur le systême nerveux. Les pharmaciens ont donc tort de substituer, comme ils le font assez ordinairement, l'eau commune à ces eaux distillées, lorsqu'elles sont prescrites dans une potion.

On connaît peu de prescriptions qui, après les potions, exigent plus de soins, plus d'habitude et plus de connaissances de la part du pharmacien. Il doit apporter la plus grande attention pour opérer le mélange exact des ingrédiens. De son côté, le médecin ne doit pas oublier de les placer dans la formule, suivant l'ordre dans lequel ils doivent être réunis, et d'indiquer même la manière d'opérer cette mixtion. La potion a-t-elle pour base le kermès? Triturez-le avec quelques gouttes d'huile d'amandes douces, un gros de mucilage de gomme arabique et autant de sucre, ou bien avec la moitié d'un jaune d'œuf; délayez-le ensuite dans le sirop et étendez-le dans l'excipient. En général, si la base réclame un intermède, on commence par les triturer ensemble, puis on ajoute peu à peu le sirop, ensuite le véhicule. C'est également avec le sirop qu'il faut unir les bases qui ne nécessitent pas d'intermède, et avant d'ajouter l'eau distillée. Il y a une exception pour l'éther et l'ammoniaque liquide, qui ne s'ajoutent que les derniers, après avoir choisi le liège convenable pour boucher exactement la fiole. Il est important d'avoir égard à la consistance de la base, pour en déterminer la quantité. En effet, quelle que soit la dose à laquelle on prescrive tel ou tel extrait, telle ou telle conserve, on ne peut jamais en faire entrer plus d'un gros dans une potion: autrement, l'on formerait un mélange épais et répugnant.

On trouve dans les formulaires des potions dont le poids varie, depuis deux jusqu'à huit onces. Les dernières semblent trop considérables et les premières le sont évidemment trop peu. Nous adopterons pour règle générale la quantité de cinq à six onces ; l'excipient sera à la dose de quatre onces, le correctif à celle d'une once, et la base, suivant son volume, rapprochera plus ou moins la potion de six onces.

D'après les règles simples qui viennent d'être établies, on voit de suite combien il est facile, même à l'homme étranger à la matière médicale, de formuler toutes espèces de potions, puisqu'il n'est pas même nécessaire de choisir les composans, et qu'il suffirait de les prendre au hasard. Qu'il veuille prescrire, par exemple, une potion sédative du système nerveux ; il trouvera au tableau n°. 4, parmi les médicamens qui jouissent de cette propriété, l'opium ; il verra que cette substance est soluble dans l'eau, et que l'intervention d'un intermède devient inutile ; il choisira un sirop et une eau distillée d'une saveur agréable, en copiant la dose de la base, ensuite celle du correctif et de l'excipient, qui sont les mêmes pour toutes les potions, en observant l'ordre dans lequel nous avons indiqué de placer les ingrédiens ; enfin, en exposant la manière d'administrer le remède, il formulera comme suit :

℞ Opium purifié.................... gr. j
Sirop de gomme arabique........... ℥j
Eau distillée de laitue............... ℥iv

F. S. l'a. Une potion dont le malade prendra une cuillerée de deux heures en deux heures, jusqu'à ce qu'il éprouve du calme.

Que l'on veuille, au contraire, prescrire une potion stimulante du systême nerveux : on choisira le camphre, je suppose; voyant qu'il est insoluble dans l'eau, mais soluble dans l'alcool, l'acide acétique, l'huile, le jaune d'œuf. On prendra une de ces substances pour intermède; pour correctif et pour excipient, le sirop de fleurs d'oranger et l'eau distillée de tilleul, qui seront en même tems auxiliaires, et la formule sera ainsi conçue :

℞	Camphre........................	g x
	Jaune d'œuf....................	Q. S.
	Sirop de fleurs d'oranger............	℥j
	Eau distillée de tilleul...............	℥iv

F. S. l'a. Une potion.

Pour transformer toutes les potions en juleps, il suffira de retrancher une once de l'excipient et d'ajouter une demi-once ou une once de correctif, et la potion aura la consistance visqueuse qui forme le caractère distinctif du julep.

Potions officinales.

Potion effervescente, ou *potion anti-émétique de Rivière.*	℞	Eau commune........	℥ij	64
		Eau de menthe poivrée.	℥j	32
		Carbonate de soude ou de potasse..........	ʒß	2
		Sirop d'écorce de citron.	℥ß	16

Avalez cette potion par moitié, et chaque fois prenez aussitôt après :

Suc de citron, une cuillerée à café, ou. . . . . ʒ ij 8

Potion balsamique, ou de Choppart. ℞ Eau de menthe. . . . . } Alcool. . . . . } Baume de copahu. . . . . . } Sirop de capillaire. . . . . . } āā ℥ ij 64

Eau de fleurs d'oranger. . } Esprit de nitre dulcifié. . } āā ʒ j 4

M.

A prendre, deux cuillerées à soupe trois fois par jour.

Looch anglais, ou sans émulsion.	℞ Gomme arabique pulv.	ʒ iij	12
	Huile d'amandes douces.	ʒ iv	16
	Sirop de sucre.	℥ j	32
	Eau.	℥ iij	96
	Eau de fleurs d'oranger.	ʒ ij	8
Looch blanc, ou amygdalin.	℞ Amandes douees.	ʒ iv	16
	———amères.	n^b. ij	
	Sucre blanc	ʒ iv	16
	Eau commune.	℥ iv	128
	Faites, selon l'art, une émulsion, et prenez alors :		
	Gomme adragant pulvérisée. .	g̃ xvj	0,8
	Huile d'amandes douces.	ʒ iv	16
	Eau de fleurs d'oranger.	ʒ ij	8
Looch vert.	℞ Sirop de violettes.	℥ j	32
	Teinture de safran.	g̃ xx	1
	Eau commune.	℥ iv	128
	M. et faites avec pistaches sèches.	ʒ vj	24

	Une émulsion, et alors prenez gomme adragant pulvérisée...	℥ xvj	0,8
	Huile d'amandes douces........	ʒ iv	16
	Eau de fleurs d'oranger.........	ʒ ij	8
Looch d'œuf.	℞ Jaune d'œuf..................	n°. j	
	Huile d'amandes douces.......	℥ j ß	48
	Sirop de guimauve...........	℥ j	32
	Eau de fleurs d'oranger... — de coquelicot.........	ãã ℥ ij	64

§ IV.

DES PILULES ET DES BOLS.

Les *pilules* sont des préparations médicamenteuses, d'une forme ronde, d'une consistance presque solide, obéissant pourtant à la pression des doigts, et qu'on administre sous un petit volume. Elles se composent de poudres mêlées avec soin et liées entre elles au moyen d'un extrait, d'un sirop, d'un mucilage, d'une conserve ou du miel. On emploie ce genre de préparations pour épargner aux malades le dégoût qu'inspirent les substances d'une saveur âcre et amère. C'est ainsi qu'il serait difficile d'avaler de l'aloès en poudre, tandis qu'on le prend aisément sous forme pilulaire. Voici les règles générales auxquelles est soumise la préparation des pilules;

1°. N'employer que des poudres très-fines et les

mêler exactement : trop grossières, elles fatigueraient l'estomac ; imparfaitement mêlées, elles entraîneraient des dangers, sur-tout si elles jouissaient d'une grande activité, comme celles de résine de jalap, de sublimé corrosif, etc. ;

2°. Éviter de faire entrer dans les pilules des sels déliquescens, qui, en s'emparant de l'humidité atmosphérique, les ramolliraient, et en opéreraient la décomposition ;

3°. N'employer que très-rarement pour intermède le mucilage de gomme adragant, parce qu'il donne aux pilules une trop grande dureté, les rend difficilement solubles, et par là paralyse leur action ;

4°. Donner aux substances solides un excipient plus ou moins liquide, et aux substances liquides un excipient plus ou moins solide ;

5°. Unir toujours une poudre métallique à une conserve ou à un extrait ; unir une poudre légère à un sirop, à du mucilage ou du miel, et les baumes, les résines liquides à une poudre ;

6°. Choisir une poudre inerte, comme celle de guimauve ou de réglisse, lorsque la base jouit de propriétés très-actives, parce que l'excipient ne sert alors qu'à donner aux pilules un volume suffisant ;

7°. Ne point recouvrir les pilules de feuilles d'or ou d'argent : cette couche métallique est, à la vérité, très-propre à prévenir la réunion des pilules en masse, et à masquer complètement leur saveur ; mais aussi elle s'oppose à leur dissolution déjà trop lente dans l'estomac. C'est pour faciliter cette dissolution, que l'on conseille aux malades d'avaler, immédiatement après les pilules, une certaine quantité d'eau ou de tisane ;

8°. Faire toutes les pilules du poids de six grains, sans y comprendre l'intermède ; ajouter aux substances énergiques, dont la dose est, par jour, d'un quart de grain à un grain, vingt-trois fois autant d'excipient, et seulement cinq fois autant à celles dont la dose est d'un grain à six grains exclusivement, de manière que chaque pilule contienne un quart de grain de la base, dans le premier cas, et un grain dans le second ; n'ajouter que le double d'excipient aux médicamens qui se prescrivent de six à vingt-quatre grains ; en sorte que chaque pilule contienne deux grains de la base. Quant aux bases dont la dose s'élève au-dessus de vingt-quatre grains par jour, en faire également des pilules de six grains, au moyen d'un intermède, sans y ajouter d'excipient, qui deviendrait inutile, attendu qu'elles ont assez de volume.

Quelques exemples pris au hasard vont démontrer que ces règles mettent à même de formuler d'une manière aussi facile que rationnelle, toutes les pilules. J'ai besoin de pilules purgatives; je trouve parmi les purgatifs énergiques, l'aloès, dont la dose est de dix grains; j'y ajoute le double d'extrait de rhubarbe pour excipient, suffisante quantité de sirop de nerprun pour intermède, et je formule ainsi :

℞	Aloès pulvérisé................	gr x
	Extrait de rhubarbe............	gr xx
	Sirop de nerprun..............	Q. S.
F.	Cinq pilules.	

Pilules narcotiques.

℞	Extrait de jusquiame............	gr j
	Réglisse pulvérisée.............	gr xxiij
	Sirop de pavot blanc...........	Q. S.
F.	Quatre pilules.	

Les *bols* ne diffèrent des pilules que par une consistance plus molle et un volume plus considérable. On les prépare avec des médicamens moins actifs; leur poids ne doit guère excéder un demi-gros, et ils ne réclament jamais d'excipient. Si l'on veut déterminer d'avance le nombre de bols, il faut savoir que, lorsqu'on donne aux poudres végétales la consistance pilulaire avec des sirops, elles en absorbent une quantité à peu près égale à leur poids, et plus du double, si on leur donne la consistance d'électuaire; il en résulte que le poids de ces poudres ainsi préparées, est double dans le premier cas, et triple dans le second, de celui qu'elles avaient dans l'état de dessiccation; et si le médecin ne tient pas compte de ces différences, il passe pour un ignorant aux yeux du pharmacien, ou s'expose à être trompé. Le fait suivant, rapporté par M. Guersent, est bien propre à confirmer cette vérité. Un médecin de Paris, d'ailleurs fort instruit, mais peu versé dans les connaissances nécessaires à l'art de formuler, prescrit une once de quinquina gris et autant de rhubarbe en poudre, avec quantité suffisante de sirop de fleurs de pêcher, pour former huit bols. Le pharmacien suit scrupuleusement la formule, et envoie huit bols, qui pesaient chacun au moins une demi-once, comme cela devait être. Le médecin se récrie que le pharmacien s'est trompé, et que les bols ne devaient pas peser plus de deux gros. On s'adressa à un autre pharmacien moins scrupuleux et plus complaisant, qui fit, sur cette même ordonnance, des bols de deux gros chaque, et qui sans doute aussi y trouva son compte; mais le médecin, dupe du pharmacien et de lui-même, ne donnait réellement à son malade qu'une demi-once de quinquina au lieu d'une once.

Bols fébrifuges.

℞ Quinquina rouge pulvérisé........ ʒiv
Sirop d'absinthe.................. Q. S.
F. des bols d'un demi-gros, ou F. seize bols.

Pilules officinales.

	Proportion des substances actives.	Doses.
De savon et de nitrate de potasse...............	1/8 de nitrate de potasse..	℥ x—ʒß
D'aloès et de quinquina, ou *stomachiques, antè cibum.*	1/4 d'aloès...............	℥ j—℥ ij
D'aloès et de myrrhe, ou *pilules de Rufus*........	1/4 d'aloès...............	℥ x—ʒß
D'aloès et de gomme-gutte, ou *pilules hydragogues de Bontius*..............	Parties égales de ces deux substances............	℥ x—℥ xx
D'aloès et de substances fétides; *pilules bénites de Fuller*................	Les purgatifs sont aux autres substances :: 1 : 7..	℥ xij—℈j
D'aloès et de savon.......	1/4 d'aloès...............	℥ xij—ʒß
De mercure, de scammonée et d'aloès, vulgairement *pilules mercurielles.*	16 grains de ces pilules contiennent un grain de mercure, 4 grains de substances purgatives et un demi-grain d'aromates...	℈ j—℈ ij
D'ellébore et de myrrhe, ou *pilules toniques de Backer.*	Parties égales d'extrait d'ellébore et de myrrhe....	℥ j—℥ iij
Balsamiques, vulgairement dites *pilules de Morton*..	La proportion des cloportes est de 1 à 2,28; celle de la gomme ammoniaque de 1 à 4,5; celle d'acide benzoïque et du baume de soufre, de 1 à 7; celle du safran de 1 à 41.....	℥ vj—℥ xij
D'extrait d'opium, de myrrhe et de castoréum, ou de *cynoglosse*..........	La proportion de l'extrait d'opium est de 1 à 7....	℥ vj—℥ xij

§ V.

DES POUDRES.

Excepté les sels déliquescens, toutes les substances minérales, toutes les parties des végétaux, un grand nombre de leurs principes immédiats et quelques matières animales, sont susceptibles d'être réduits en poudres. Ce genre de préparation offre le grand avantage de ne point altérer la vertu des médicamens; aussi mériterait-il la préférence pour tous ceux qui sont susceptibles de prendre cette forme, si plusieurs d'entre eux n'étaient d'une odeur et d'une saveur repoussantes. On donne le nom de *poudre* au mélange de plusieurs substances pulvérisées ; ainsi, *poudre de quinquina* signifie une poudre composée, dont le quinquina est la base, et pour désigner cette écorce réduite en poudre, on dit *quinquina pulvérisé* ou *en poudre*.

Avant de prescrire un médicament en poudre, assurez-vous d'abord s'il est susceptible de prendre cette forme, en étudiant ses propriétés physiques; voyez sa dose à la colonne intitulée *substances ;* divisez cette dose, si elle est considérable, en plusieurs prises d'un scrupule à un gros; si elle est au contraire minime, ajoutez-y une quantité déterminée de poudre inerte, comme celle de réglisse; divisez ensuite le mélange en prises égales. L'administration des poudres est connue de tout le monde; tantôt on les enveloppe avec du pain azyme, de la pulpe de pommes ou de poires cuites, des confitures, etc.; tantôt on les délaye dans quelques cuillerées de bouillon, de tisane, de vin, de sirop ou d'eau pure; d'autrefois, l'on ajoute aux poudres assez de sirop ou de miel, pour leur donner une consistance molle, et l'on forme ainsi un *opiat*. On appelle cette préparation *électuaire*, si sa mollesse ne dépasse pas la consistance des extraits mous.

Les poudres composées sont fort peu usitées de nos jours. La poudre de Dower et celle dite *vermifuge*, sont les seules qui aient conservé de leur vogue. La première se compose de sulfate et de nitrate de potasse, de chaque ʒjß, d'ipécacuanha pulvérisé g̃xviij, et d'opium g̃iv; elle se donne à la dose de douze grains à un scrupule.

La seconde est composée de mousse de Corse, de semen contrà, de semences d'absinthe, de citron, de pourpier et de tanaisie, de feuilles de scordium et de séné, de rhubarbe, de chaque partie égale. On la prescrit de un demi-gros à un gros.

§ VI.

DES TABLETTES ET PASTILLES.

On désigne, en pharmacie, sous le nom de *ta-*

blettes, ou *pastilles*, si les dimensions en sont beaucoup plus petites, des médicamens *officinaux*, secs et cassans, composés de diverses poudres et de sucre, auxquels on ajoute un mucilage quelconque, en quantité suffisante pour former une masse molle et facile à manier, qu'on aplatit, qu'on partage en petits carrés égaux, et qu'on fait ensuite sécher à l'étuve. Quelquefois, au lieu de mucilage, on emploie, pour lier les poudres, du sucre dissous dans l'eau et cuit à la plume; mais, par ce procédé, les parties constituantes des tablettes sont toujours inégalement distribuées, et ont beaucoup de tendance à s'humecter, ce qui a porté les pharmaciens à les préparer à froid avec des mucilages.

TABLETTES.	POIDS de chaque tablette.	QUANTITÉ de substances actives que renferme chaque tablette.	DOSES.
	grains.		
De quinquina......	8	1 demi-gros d'extrait de kina...........	n° j—n° iv
De cachou simples..	12	2 grains de cachou..	n° xij—n° xxx
De cachou et de magnésie...........	envir. 12	1 grain deux tiers de cachou, 4 grains de magnésie.........	n° iij—n° vj
D'ipécacuanha.....	12	1 grain d'ipécac....	n° xij—n° xxiv
De rhubarbe.......	12	1 gros de rhubarbe..	n° j— n° ij
De fer, ou *martiales*.	12	1 grain de fer......	n° xij—n° xx
De kermès, ou *anti-catarrhales de Tronchin*.............	6	Environ 1 huitième de grain de kermès.	n° xij—n° xx
De calomélas et de résine de jalap, ou *tablettes vermifuges*.	8	1 quart de grain de calomel, et un demi-grain de résine....	n° xij—n° xx

On donne le nom de *pâtes* à des préparations officinales, ayant la mollesse de la farine réduite en pâte par l'addition de l'eau, et dont les parties sont liées entre elles de manière à ne point adhérer au doigt quand on l'y enfonce. Il y a beaucoup d'analogie entre les pâtes et les tablettes; mais les pâtes ont moins de consistance; elles sont flexibles. Elles doivent cette mollesse qui les caractérise, ainsi que l'union de leurs ingrédiens, aux gommes et au sucre dissous dans l'eau ou dans une infusion, une décoction quelconque, et rapprochés peu à peu par l'évaporation. Les pâtes les plus usitées sont celles de gomme arabique, vulgairement appelée *pâte de guimauve*, de dattes, de jujubes, et de réglisse anisée.

SUPPLÉMENT

Aux préparations qu'on introduit dans l'estomac.

Remède de madame NOUFFER, *contre le ténia*, ou *ver solitaire*.

LA veille au soir, le malade mange une forte panade; le matin, il avale trois gros de racine de fougère mâle, en poudre très-fine, et délayée dans six onces de décoction de fougère ou d'infusion de tilleul. Il passe deux ou trois fois de la même tisane dans son verre, afin de n'y point laisser de poudre. Deux heures après, il prend un bol purgatif composé de

Panacée mercurielle (*calomel*). }	ãã. ℈x
Résine scammonée........... }	
Gomme-gutte.....................	℈vj
Confection d'hyacinthe............	Q. S.

On divise cette quantité en deux ou trois prises qu'il avale à un quart d'heure de distance. Il boit par-dessus une ou deux tasses de thé.

Autre de M. ALIBERT.

℞ Racine de fougère mâle............	℥iv
Eau commune.....................	℔iij
Faites bouillir jusqu'à ce que la décoction soit réduite à................	℔ij
Ajoutez sirop de coraline de Corse..	℥ij

Telle est la boisson dont le malade fera usage. Trois heures après son repas, il prendra la pilule suivante :

℞ Mercure doux.............. }	ãã. ℈ij
Corne de cerf calcinée....... }	
Conserve de roses...............	Q. S.

Le soir, on donne une once d'huile d'amandes douces, et le lendemain matin, le malade prend un purgatif composé de

Scammonée en poudre............	℈xviij
Racine de fougère mâle pulvérisée..	℥j
Gomme-gutte............... }	ãã. ℈xiij
Mercure doux.............. }	

BIBLIOTHÈQUE ROYALE

Ce purgatif doit être partagé en trois parties égales.

Autre de M. Bourdier.

Le malade prend, le matin, un gros d'éther sulfurique dans un verre de forte décoction de fougère mâle ; une heure après, il avale deux onces d'huile de ricin. En général, on répète la dose le lendemain, et quelquefois le troisième jour. Lorsque le ver se fait sentir dans le canal intestinal, on ajoute à ces moyens un lavement fait avec la décoction de fougère mâle, dans laquelle on verse deux gros d'éther, après que le malade a pris l'huile de ricin.

Traitement de la colique des peintres, dit de la Charité.

Premier jour. Lavement avec :

Feuilles de séné...........	} ãã.	℥ß
Sulfate de magnésie...........		
Casse en bâton..................		℥ij
Vin émétique....................		℥iij
Eau..............................		℔j

Pour boisson, l'eau de casse préparée d'après le procédé qui suit :

℞ Feuilles de séné..................	℥ß
Pulpe de casse..................	℥jß
Sulfate de magnésie..............	ʒiij
Tartrate de potasse et d'antimoine...	gr ij

Faites bouillir, jusqu'à réduction de moitié, dans eau commune.......... ℔ ij

Cette boisson est prise le matin; le soir, un lavement anodin composé de

Huile de noix...........	ãã. P. E.
Vin rouge...............	
Thériaque..................	ʒj

Et intérieurement, un bol fait avec un gros et demi de thériaque et un grain d'opium.

Deuxième jour. Le matin, eau bénite composée avec six grains de tartre stibié, dissous dans trois verres d'eau, et durant le jour, la décoction suivante :

℞ Gayac râpé..............	ãã. ℥j
Salsepareille..............	
Squine..................	
Sassafras.................	
Faites bouillir, jusqu'à réduction d'un tiers, dans eau..............	℔ vj
Vers la fin de l'ébullition, ajoutez : Sené..............	ãã. ℥ß
Sulfate de magnésie..	

Le soir, clystère anodin comme la veille, et même prise d'opium et de thériaque.

Troisième jour. On revient au clystère purgatif du premier jour et à l'eau de casse composée; on fait usage de la tisane sudorifique, du lavement calmant, ainsi que du bol de thériaque et d'opium.

Quatrième jour. On administre la potion purgative ci-après :

℞ Séné. . . . . ʒ iij
Pulpe de casse. . . . . ℥ ij ß
Sulfate de magnésie. . . . . ʒ iij
Tartre stibié . . . . gr j
Confection hamech . . . . ʒ ij
Vin stibié. . . . . . , ... ℥ ß
Eau commune. . . . . ℥ iv

On donne la tisane sudorifique dans le cours de la journée, et le soir, le lavement purgatif, le lavement anodin, le bol avec la thériaque et l'opium.

Cinquième jour. Le lavement purgatif, la décoction de casse, la tisane sudorifique, le lavement anodin et le bol.

Lorsque les forces du malade sont trop abattues, on administre d'heure en heure une cuillerée à soupe d'une potion composée de

Eau de mélisse simple. . . . . } āā. ℥ j
— de chardon béni . . . . }
— des trois noix . . . . ℥ ij
Confection d'hyacinthe . . . . ʒ iij
Sirop d'œillet. . . . . ℥ j

Si les douleurs ne sont pas calmées après une semaine de traitement, il faut continuer la marche que nous venons d'indiquer, et placer les purgatifs aussi près les uns des autres que les forces du malade le permettent. Dans les jours d'intervalle des purgations, on pourra donner les bols suivans :

℞ Aloès succotrin..........	ãã. ℥x
Extrait de rhubarbe.......	
—— d'ellébore.........	ãã. ℥xiv
—— de diagrède (*d'aloès*).	
—— de jalap (*résine de*)..	
Sirop de nerprun.............	Q. S.
F. Six bols.	

Méthode anti-névropathique de M. le docteur RANQUE.

M. RANQUE a judicieusement distingué les coliques de plomb compliquées de phlegmasie de l'appareil digestif, de celles qui ne sont que nerveuses ; dans le premier cas, il conseille avec raison le traitement anti-phlogistique ; et dans le second, une méthode qui lui appartient exclusivement, et dont il assure avoir retiré des succès presque constans.

Premier jour. Un bain tiède ; au sortir du bain, couvrir le ventre d'un épithème préparé de la manière suivante :

℞ Masse de	Diachylum gommé..........	ãã. ℥j ß
	Emplâtre de ciguë..........	
	Thériaque....................	℥ß
	Camphre......................	ʒj
	Fleur de soufre................	ʒß

Faites liquéfier la masse emplastique suffisamment pour obtenir du tout un mélange convenable ; étendez sur une peau, qui ait la grandeur du ventre; saupoudrez l'épithème avant de l'appliquer, avec les poudres ci-après désignées :

℞ Camphre	} āā. ʒj
Tartre stibié.	
Fleur de soufre.	ʒß

Couvrez les lombes, à partir de l'avant-dernière vertèbre dorsale, jusqu'au sacrum du même épithème, ne la saupoudrez qu'avec le camphre, environ deux gros.

Faites ensuite frictionner l'intérieur des cuisses et les membres douloureux avec un liniment composé de

Eau distillée de laurier-cerise. . . .	℥ij
Ether sulfurique	℥j
Extrait de belladone	℈ij

M. Pour un liniment dont la moitié sera consommée dans les vingt-quatre heures.

S'il y a constipation, administrer un lavement avec quatre onces d'huile d'olives et trente gouttes de teinture éthérée de feuilles de belladone.

Diète la plus sévère, abstinence de toute espèce de bouillon gras; pour boisson, de l'eau d'orge laiteuse, de l'eau gommée, ou tout autre liquide adoucissant.

Deuxième jour. Ordinairement, dès le lendemain, il y a déjà de la diminution dans les douleurs intestinales; les vomissemens ont cessé; friction; lavemens, s'il n'y a pas eu de selles; même régime.

Troisième jour. Point ou peu de colique; ventre libre, rougeur ou pustules sur la surface du ventre, et dans ce cas, l'épithème abdominal doit être enlevé; frictions, lavemens, si le ventre ne reste pas libre; régime sévère; quelques cuillerées de crême de riz ou de pommes de terre au lait.

Si le troisième jour la colique n'a pas diminué; s'il n'existe aucune irritation à la surface du ventre, réappliquer sur-le-champ un emplâtre semblable au premier, ou un cataplasme de farine de semences de lin bien chaud, et saupoudré des trois poudres, comme l'épithème.

Quatrième jour. Laisser l'épithème ou le topique, jusqu'à ce que le malade ressente un peu d'irritation à l'extérieur du ventre. L'appétit renaît; on augmente graduellement la nourriture, mais avec circonspection.

S'il se développe à la peau de l'abdomen une éruption miliaire, y faire des lotions avec une décoction froide de feuilles de laurier-cerise, à dix feuilles pour deux livres d'eau. Dans le cas où les mains, les poignets, sont atteints de paralysie, frictionner, cinq à six fois le jour, ces parties avec le liniment anti-névropathique. Recourir au même liniment, s'il se développe des ganglions sur les tendons ; s'il se déclare une amaurose, et si la céphalalgie persiste après la cessation de la colique, l'appliquer le plus près possible du siége du mal.

La céphalalgie exige quelquefois que l'on recouvre la tête de linges trempés dans la décoction de laurier-cerise.

Si, par cas fortuit, l'inappétence se soutenait vers le sixième ou septième jour, administrer une once d'huile de ricin dans une tasse de bouillon gras, ou tout autre purgatif doux.

Les affections saturnines qui résistent à ce traitement doivent être considérées comme devenues phlegmasiques, et combattues par les sangsues à l'anus, au nombre de vingt à vingt-cinq pour les adultes. Une ou deux applications suffisent pour faire disparaître cette complication, qui se présente rarement, suivant M. Ranque.

Remède anti-laiteux de Weiss.

℞ *Gallium luteum*.	ãã. ℈j
Fleurs de sureau	
—— de millepertuis.	
—— de tilleul.	
Follicules de séné.	ãã. ℥j
Sulfate de soude.	

Faites infuser le tout dans une chopine de petit-lait bouillant, passez la liqueur au bout d'une heure.

A prendre le matin en trois verres, à une demi-heure de distance, pendant douze à quinze jours.

Remède de MÉGLIN, *contre le tic douloureux de la face.*

℞ Extrait de jusquiame........	ãã. ℈ij
—— de racine de valériane..	
Oxide de zinc sublimé......	

Faites des pilules de trois grains.

Les malades commencent par une, et augmentent progressivement, l'un jusqu'à six, l'autre huit, l'autre dix-huit, matin et soir, ayant soin d'arrêter la progression, dès que les pilules causent des nausées. On continue ensuite la même dose, matin et soir, jusqu'à ce que les douleurs aient cessé.

CHAPITRE IV.

DES PRÉPARATIONS MÉDICAMENTEUSES QUI NE SONT POINT DÉPOSÉES DANS L'ESTOMAC.

OUTRE les préparations qu'on introduit dans l'estomac, appelées médicamens internes, il en est encore beaucoup dont les unes sont déposées sur quelques organes particuliers; dans la bouche, dans le nez, dans la trachée-artère, dans l'urètre et la vessie, dans le vagin et dans la matrice, dans l'intestin rectum, etc.; et les autres sont appliquées sur la peau : on les comprend toutes sous la dénomination de remèdes externes.

Je n'ai pas cru devoir donner à cette dernière partie de mon travail autant de développement qu'à la première. Ainsi, au lieu d'indiquer sur les tableaux, à chaque coupe de médicamens, la dose de tous ceux qu'on peut employer à l'extérieur, je me suis borné à noter principalement celles des substances qui, administrées en lavemens, en injections, en gargarismes et en linimens, pourraient, si la quantité en était trop forte, donner lieu à des accidens. Parmi les autres préparations magistrales externes, il en est quelques-unes, comme les bains actifs, et certains collyres, dont la dose a besoin d'être précisée, et un plus grand nombre, telles que les fomentations, les lotions, les fumigations, etc., dont on ne saurait déterminer la dose d'une manière exacte. Les règles générales que je vais établir, rendront facile la prescription des unes et des autres.

§ Ier.

PRÉPARATIONS GAZEUSES.

Io.

DES FUMIGATIONS.

On entend par *fumigations* l'action de réduire ou de dégager différentes substances, sous forme de vapeurs ou de gaz; mais plus communément, on désigne par cette expression les produits mêmes de cette opération, appliquée à la thérapeutique. On obtient ces produits, tantôt en projetant les substances qu'on désire vaporiser, sur des corps incandescens; tantôt en mettant en jeu certaines affinités chimiques. On réduit sous forme de vapeurs sèches les résines, les baumes, le camphre, le soufre et les sulfures, le muriate d'ammoniaque, des oxides métalliques, des plantes aromatiques, en les projetant sur des charbons ardens ou sur des plaques métalliques rougies au feu. On dégage, au moyen de nouvelles combinaisons, plusieurs gaz qui sont employés comme fumigations. C'est ainsi qu'on prépare le chlore gazeux extemporané, en versant deux parties d'acide sulfurique, préalablement affaibli avec partie égale d'eau, sur quatre parties d'hydrochlorate de soude (*sel commun*), et une de péroxide de manganèse. Certains liquides, comme l'ammoniaque, les éthers, l'acide acétique, etc., sont si faciles à vaporiser, qu'il suffit de la chaleur atmosphérique ou de celle d'une partie du corps, pour les obtenir à l'état de vapeur.

Il faut frotter les parties malades avec une flanelle imprégnée de la fumigation, ou les exposer à cette émanation, en les plaçant au-dessus des matières que l'on vaporise.

IIᵉ.

DES VAPEURS.

C'EST toujours à l'aide du calorique que l'on prépare les vapeurs ou fumigations humides. On vaporise l'eau pure, ou chargée par infusion ou par décoction de différentes substances végétales ou animales, dont il suffit de mettre quatre onces par livre de ce liquide. On expose les parties du corps à la fumée d'une brique chaude enveloppée d'un linge imbibé de la décoction, ou bien on couvre le vase qui la renferme avec un entonnoir renversé qui sert à diriger la vapeur. Au reste, on a imaginé une foule d'appareils plus ou moins commodes pour l'administration des fumigations et des vapeurs, soit générales, soit locales.

§ II.

PRÉPARATIONS LIQUIDES.

I°.

DES BAINS.

Les bains consistent dans l'immersion du corps ou d'une partie du corps dans l'eau, soit pure, soit contenant en dissolution des substances médicamenteuses. Lorsque le corps entier plonge dans l'eau, ils se nomment *bains généraux; bains partiels* quand une partie seulement est en contact avec le liquide, et *bains de siége, pédiluves, manuluves*, suivant que l'une ou l'autre de ces régions est immergée. Les bains médicamenteux se préparent en faisant bouillir des matières végétales ou animales, ou dissoudre des substances salines métalliques, dans l'eau, qui forme l'excipient le plus ordinaire de ces préparations externes. Lorsque l'on fait entrer dans la composition des bains, des substances végétales ou animales, il n'est guère possible ni même nécessaire d'en déterminer la quantité; on en fait une forte décoction ou infusion, que l'on ajoute à l'eau de la baignoire; mais si l'on emploie des substances minérales douées d'une grande activité, comme l'ammoniaque, le sublimé corrosif, etc., la dose de ces médicamens doit être déterminée d'une manière plus rigoureuse; autrement, on s'exposerait à manquer le but qu'on se propose, ou à produire une phlegmasie de la peau, et peut-être des accidens, par suite de l'absorption des molécules médicamenteuses. Un moyen aussi simple que facile d'obvier à ces inconvéniens, c'est de convertir (la dose des médicamens à l'intérieur étant connue), les grains en gros, les gros en onces et les onces en livres. Le sulfure de potasse, par exemple, se donne à l'intérieur jusqu'à douze grains; je prescrirai douze gros ou une once et demie de cette substance, et suffisante quantité d'eau pour la dissoudre, et je recommanderai de verser cette dissolution dans l'eau de la baignoire immédiatement avant que le malade y entre. Je sais qu'en établissant cette proportion, il peut arriver que, dans l'administration de certains médicamens, on se trouve en-deçà de la dose à laquelle ils peuvent être portés; mais ne vaut-il pas mieux commencer par une quantité moindre et l'augmenter ensuite progressivement?

Pour les bains partiels, la dose sera proportionnée à la quantité de l'excipient.

Température des bains.

Bains très-froids.	de 0°.	à + 10°.	RÉAUMUR.
—— froids.	de + 10°.	à + 15°.	
—— frais.	de + 15°.	à + 20°.	

Bains tempérés	de + 20°.	à + 25°.
—— chauds.	de + 25°.	à + 30°.
—— très-chauds . . .	de + 30°.	à + 35°.

II°.

DES DOUCHES.

Ce sont des liquides qui tombent en colonne d'une certaine hauteur, ou qui jaillissent avec plus ou moins de force, et qu'on dirige en tous sens, à l'aide de tuyaux, sur différentes parties du corps. Les douches sont descendantes ou ascendantes, en jet, en filet, en gerbes ou arrosoirs. On peut administrer en douches toutes les solutions qui conviennent pour les bains; mais comme elles restent appliquées moins long-tems à la surface de la peau, on doit augmenter la dose des médicamens. Les eaux minérales sont, au reste, les substances qu'on emploie le plus souvent.

III°.

DES FOMENTATIONS ET DES LOTIONS.

Les fomentations consistent dans des infusions ou décoctions de plantes, quelquefois rendues plus actives, par des solutions plus ou moins chargées de matières salines ; par des liqueurs plus ou moins alcoolisées, ou par des préparations narcotiques. Elles ne diffèrent des lotions que par leur usage; celles-ci ne sont employées que pour déterger des surfaces affectées de maladies.

IV°.

DES COLLYRES.

On donne le nom de *collyres* à des préparations liquides qu'on applique sur les yeux. Sous le rapport de leurs propriétés immédiates, on distingue des collyres émolliens, astringens, stimulans, narcotiques. L'eau tiède, les infusions et les décoctions mucilagineuses, la dissolution de mucilage de pépin de coing, le lait, l'eau de veau, le blanc d'œuf, sont ordinairement les substances relâchantes dont on fait usage. Cinq ou huit grains de sulfate de zinc, de cuivre, d'alumine, ou d'acétate de plomb, dans quatre onces d'eau de rose ou de plantain, composent presque toujours les collyres astringens. On emploie, comme collyres stimulans, les infusions des plantes aromatiques, soit seules, soit animées avec un peu de vin, quelques gouttes d'alcool ou quelques grains de muriate d'ammoniaque. Les collyres narcotiques se préparent avec de l'eau de laitue, les décoctions de jusquiame, de belladone, de pavot, des extraits de ces plantes, dont il est quelquefois nécessaire de porter la dose à un ou plusieurs grains par once de véhicule.

Les collyres peuvent être éminemment utiles, lorsqu'ils sont sagement administrés. C'est pourquoi l'on ne doit, en général, se servir que de linges très-doux, ou d'une éponge fine, qu'on fait passer légèrement sur le bord des paupières pour déterger les cils et favoriser l'écoulement du pus qui séjourne sous les paupières. On écarte ensuite doucement ces voiles mobiles, et on instille goutte à goutte le collyre, de manière à laver la surface de la conjonctive. On doit tenir les linges et les éponges très-propres, les renouveler souvent, ainsi que les collyres eux-mêmes, afin de prévenir leur altération. On peut encore couvrir les yeux de compresses imbibées du liquide qu'on veut mettre en usage, ou porter ce liquide sur le bord des paupières, à l'aide d'un petit vase connu sous le nom d'*œillère*.

On désigne sous le nom de *collyres secs*, des substances pulvérulentes, comme les oxides de zinc, de bismuth, le protochlorure de mercure, le sulfate d'alumine et de potasse, le sucre candi, etc., qu'on insuffle sur la conjonctive, au moyen d'une carte ou d'un chalumeau. Ces collyres secs agissent d'autant mieux qu'ils sont réduits en poudre impalpable. Une remarque importante et qui s'applique à tous les collyres, c'est que leur administration ne doit être confiée qu'à une personne attentive et intelligente, parce que le succès de ces remèdes dépend beaucoup plus qu'on ne le pense généralement, de la manière dont ils sont employés.

V°.

DES GARGARISMES.

Ce sont des médicamens liquides, destinés à agir sur les parties internes de la bouche et du pharynx, que les malades gardent un instant, rejettent ensuite, sans en avaler, parce que ces préparations peuvent contenir des substances qui préjudicieraient, si elles parvenaient dans l'estomac. Pour se gargariser, tous les muscles du cou, du pharynx et du larynx entrent en action : il en résulte que cette opération ne peut avoir lieu chez les très-jeunes enfans, qui ne sauraient comment s'y prendre, et qu'elle n'est guère plus praticable chez les malades qui ont un gonflement considérable de la gorge, parce que les contractions multipliées des muscles de cette cavité excitent beaucoup de douleur et augmentent souvent le mal au lieu de le diminuer.

Les gargarismes ne se composent le plus souvent que de simples infusions ou décoctions; quelquefois, on prend pour base un sel, une teinture, un acide, et plus rarement un extrait. Si l'on redoute une agression trop vive de la part du médicament, on y ajoute pour correctif un miel ou un sirop à la dose d'une à deux onces, pour environ une livre de véhicule. Ce véhicule est ordinairement l'eau, à laquelle on peut substituer une infusion, une décoction ou une eau distillée, dont les vertus soient auxiliaires de celles de la base.

Pour formuler une des préparations dont il s'agit, on cherchera sur les tableaux, à la colonne des gargarismes, la dose de la base que l'on veut employer; et si les signes de cette dose sont surmontés de la lettre *a*, il faudra en conclure que, non seulement le médicament peut se prescrire en gargarismes, sous forme d'infusion, de décoction ou de solution; mais qu'un de ses composés pharmaceutiques, dont la dose sera aussi surmontée de la lettre *a*, est usité dans le même cas. Si, au contraire, la lettre *a* ne se rencontre pas, alors on prendra pour base la substance médicamenteuse elle-même, et l'on se conduira de la même manière que pour la prescription des tisanes. Un exemple va rendre plus claire cette explication, qui concerne également les linimens: La lettre qui se trouve sur les signes est seulement différente. Je veux prescrire, je suppose, un gargarisme, ayant pour base le cochléaria; je trouve à la colonne de ce genre de préparation, ℥j^{a} = ℥ij, et en suivant la ligne de droite à gauche, j'arrive à la colonne intitulée *alcool*, où la dose est indiquée ʒß ^ = ʒj : d'où je conclus que l'on peut administrer en gargarisme, non seulement l'infusion de cette plante, mais encore son alcool. Adoptant ce dernier, je formule ainsi :

℞ Alcool de cochléaria. . . . . ℥ij
Eau commune, ou infusion aromatique. . ℥xiv
M. pour un gargarisme.

Autre exemple.

℞ Acide hydrochlorique . . . . ℥j
Miel rosat . . . . ℥ij
Eau commune . . . . ℥xij
M.

Nota. On trouve sur les tableaux une livre d'excipient pour les gargarismes; mais il me semble convenable de retrancher dans la formule la quantité de la base et du correctif, afin que le poids du remède soit juste de seize onces. Dans le cas où l'on emploie une infusion ou une décoction, cette soustraction ne doit pas avoir lieu. Est-il nécessaire d'observer que l'on peut faire des gargarismes de quatre, six, huit ou dix onces, pourvu que l'on proportionne la quantité de la base à celle du véhicule ?

VI°.

DES INJECTIONS.

Les injections sont des médicamens liquides, destinés à être poussés dans certaines cavités naturelles ou accidentelles. La matière de ces préparations se compose d'eau pure, d'infusions, de décoctions, de solutions, de teintures, d'alcools, de vins, de vinaigres, etc.; mais jamais de poudres, d'extraits, d'électuaires, ni de conserves. Elles s'administrent froides ou chaudes, et doivent séjourner plus ou moins long-tems, suivant les indications qu'on veut remplir. Leur emploi exige, dans certains cas, une grande circonspection. Lorsqu'il entre, par exemple, dans leur composition, des substances énergiques, comme le sublimé corrosif, le sulfate de cuivre, etc., il faut que le liquide n'exerce sur la langue qu'une légère impression, pour ne pas s'exposer à produire une inflammation dangereuse. Il est toujours prudent, dans ce cas, de commencer par une faible dose, qu'on augmente ensuite graduellement. Les injections ne réclament pas ordinairement de correctif.

VII°.

DES LAVEMENS OU CLYSTÈRES.

Les lavemens sont des injections qui se font dans le rectum. On les administre froids ou chauds, suivant le but qu'on se propose. Leur température ne doit, dans aucune circonstance, excéder +32° R.; leur volume varie ordinairement depuis quatre jusqu'à seize onces. Ceux qui sont employés pour provoquer simplement la défécation, sont de quatorze à seize onces pour les adultes, de huit onces pour les adolescens, et de quatre onces pour les enfans; ceux, au contraire, qui sont destinés à être absorbés en entier, ne doivent pas dépasser six ou huit onces pour les adultes, et deux onces pour les jeunes enfans. Tous les médicamens solubles, ou qui peuvent être suspendus dans l'eau, ou dans d'autres véhicules, peuvent être mis en usage sous la forme de clystères, dans l'intention de produire des changemens organiques, locaux ou généraux. Il y a donc autant d'espèces de lavemens que de médications.

Si l'on prend une résine ou une gomme-résine pour base d'un lavement, il faut la triturer avec un jaune d'œuf, battre fortement le mélange, le délayer ensuite dans l'excipient, et le passer à travers un linge serré. On opère de la même manière, si l'on emploie du camphre, du musc ou de l'ambre, excepté que l'on s'abstient de passer le liquide. Les électuaires et les poudres doivent être délayés dans un mortier, et le lavement administré trouble. Les huiles ne s'ajoutent qu'au moment de l'administration du remède. Les clystères où il entre du jaune d'œuf ne doivent être chauffés qu'au bain-marie, car le feu ferait trancher l'émulsion.

A quelle dose doit-on, en général, administrer les substances médicamenteuses en lavemens?

Beaucoup de médecins pensent qu'elle doit être double et même triple de celle qu'on donnerait par la bouche; et ils s'appuient sur ce que le gros intestin est moins irritable que l'estomac et l'intestin grêle, et que sa surface est beaucoup moins étendue que celle de la première portion du canal alimentaire. Mais toutes les substances ne sont pas destinées à borner leur action à la surface de la membrane muqueuse du gros intestin; plusieurs, comme l'éther, les solutions opiacées, peuvent être absorbées en entier, et portées tout aussi directement et peut-être plus promptement dans le torrent de la circulation, que si elles étaient introduites dans l'estomac, parce que l'absorption veineuse est aussi active dans le gros intestin que dans l'intestin grêle. Quelques observateurs ont même cru remarquer que l'action de l'opium était plus prompte par cette première voie que par l'autre. Quoiqu'on puisse donc, en général, doubler la dose des médicamens que l'on porte dans le gros intestin, les solutions actives qui peuvent être absorbées, ne doivent pas être employées à des doses beaucoup plus considérables que par la bouche.

VIII°.

DES LINIMENS.

Les linimens sont des médicamens liquides

dont l'huile forme l'excipient, qu'on étend sur la peau, soit avec la main, soit avec un morceau de flanelle, ou qu'on applique sur cette membrane, à la manière des fomentations. Dans les formules de linimens, on trouve souvent plusieurs bases réunies, comme le camphre et l'ammoniaque. Si l'on veut suivre cet exemple, et formuler des linimens composés, il faudra avoir égard à n'allier que des substances incapables de se décomposer, et à diminuer proportionnellement la dose indiquée pour chacune d'elles, sur les tableaux. Les signes de cette dose surmontés de la lettre *b*, rappèlent, comme je l'ai expliqué à l'article des gargarismes, qu'un des composés du médicament peut être pris pour base du liniment, et doit l'être lorsque le médicament lui-même n'est pas susceptible de prendre cette forme; telles sont la digitale, la scille, etc., dont on ne peut employer que la teinture.

§ III.

PRÉPARATIONS D'UNE CONSISTANCE MOLLE.

I°.

DES CATAPLASMES.

Les cataplasmes sont des médicamens mous que l'on applique médiatement ou immédiatement sur la peau, et qui agissent à la manière des fomentations. On administre sous cette forme une foule de substances médicamenteuses très-différentes. La plupart des produits végétaux ou animaux, qui font partie de la matière médicale, entre dans la composition des cataplasmes, et souvent on les anime encore avec des substances alcalines ou métalliques, de sorte que les minéraux mêmes ne leur sont pas étrangers.

On distingue, dans la plupart des cataplasmes, la matière ou l'excipient, le véhicule ou excipiende, et l'accessoire.

La *matière* se compose presque toujours de farine de graine de lin, de seigle, d'orge, de riz, de fèves; on se sert aussi de mie de pain, de levain, de navets, de carottes, de feuilles de mauves, de guimauve, d'oseille, de morelle, de ciguë, de jusquiame, etc. Il faut avoir grand soin de ne point employer de farines échauffées ou aigries, qui, loin de soulager la partie malade, lui causeraient une inflammation douloureuse. On doit râper les racines lorsqu'on les emploie crues, et les réduire en pulpe, si l'on s'en sert dans l'état de cuisson. Avant de pulper les oignons de lys, on les fait cuire sous la cendre, enveloppés dans du papier. Il suffit de piler les feuilles fraîches dans un mortier, ou de les ramollir par une légère coction; mais il faut pulvériser les feuilles ou les fleurs sèches, en délayer la poudre dans le liquide, et les faire bouillir jusqu'à ce qu'elles aient acquis une consistance convenable.

On emploie comme *véhicule* de la matière des cataplasmes, l'eau, des décoctions mucilagineuses, astringentes, toniques, narcotiques ou gélatineuses, telles que celles de veau, de tripes; d'autres fois, le lait, le sérum, le vin, l'huile, le beurre ou la graisse. La plupart de ces véhicules doivent être chauds, mais ne sauraient être long-tems soumis à l'action du feu sans se décomposer. On ne fait fondre les graisses dans les cataplasmes qu'au moment de les appliquer.

Les *accessoires*, dans les cataplasmes, sont des poudres toniques, astringentes ou aromatiques; des teintures amères, aromatiques ou narcotiques; des solutions d'acétate de plomb, d'alun, de sulfate de fer, de muriate d'ammoniaque; des onguens, tels que le populéum, le basilicum, le baume tranquille; toutes ces substances ne doivent point cuire dans les bouillies; on les mêle au moment de l'application, ou dissoutes dans la matière, ou étendues à la surface, suivant l'effet qu'on veut obtenir.

Les cataplasmes préparés avec la farine de graines de moutarde (*sinapis nigra*), ont reçu particulièrement le nom de *sinapismes*. Ils sont simples ou composés. Les premiers ne se forment que de la semence pulvérisée et du vinaigre, ou de l'eau qui sert à la délayer; les seconds contiennent de plus de l'ail pilé, du poivre, ou toute autre substance irritante. Il faut toujours employer de la farine de moutarde récente, car son principe actif est une huile volatile qui se dissipe avec le tems.

On étend sur du linge ou sur des étoupes, suivant leur degré de consistance, toutes les substances qu'on emploie sous forme de cataplasmes; quand elles sont presque liquides, on les enveloppe entre deux linges, ou on les recouvre du côté de la peau avec une simple gaze; d'autrefois on les applique à nu.

II°.

DES CÉRATS, DES POMMADES ET DES ONGUENS.

Ce sont des médicamens officinaux qui ont pour base des corps gras, et dont la consistance est assez molle pour qu'ils puissent se fondre sur la peau. On les distingue, d'après les principales substances qui entrent dans leur composition, en trois ordres : les oléo-cérats, les graisses médicamenteuses et les oléo-résineux.

A. Les *oléo-cérats*, ou *cérats*, se composent, comme l'indique leur nom, d'huile et de cire, auxquels on ajoute quelquefois des eaux, des poudres, des oxides métalliques, des sels ou des extraits. Les cérats doivent toujours être nouvellement préparés et souvent renouvelés, parce qu'ils rancissent très-promptement, sur-tout quand ils contiennent beaucoup d'eau aérée. Les cérats rances jouissent souvent de propriétés contraires à celles des cérats frais.

Les cérats les plus usités sont : 1°. le *cérat blanc* ou de *Galien*, qu'on nomme aussi amygdalin, lorsqu'on emploie l'huile d'amandes douces, au lieu de l'huile d'olives, pour le préparer; 2°. le *cérat rouge*, ou pommade pour les lèvres, qui ne diffère du précédent que parce qu'il est formé avec de la cire jaune et coloré avec la racine d'orcanette; 3°. le *cérat de Goulard* ou *de Saturne*, qui a pour base le sous-acétate de plomb, dont la proportion varie dans les pharmacopées; 4°. enfin, le *cérat mercuriel*, formé de parties égales de cérat blanc et de pommade mercurielle. On peut encore préparer des cérats extemporanés, en mêlant quatre parties d'extraits, de quinquina, de gentiane, d'opium, etc., à seize parties de cérat blanc.

B. Il entre dans la composition des *graisses médicamenteuses* ou *pommades*, des principes résineux, aromatiques ou épispastiques de certaines substances végétales ou animales, des sels, des oxides métalliques, du soufre, etc. On ne doit faire servir à la préparation des pommades que des graisses récentes, et ces composés étant très-sujets à rancir, il faut les renouveler souvent, et les conserver à l'abri de l'air dans des lieux frais.

POMMADES dont la dose doit être déterminée.	Composées de	Doses.
Mercurielle double.... (*Onguent napolitain*).	Axonge; mercure coulant, āā. *p. é.*......	ʒ ß—ʒ j
Contre la gale.......	Soufre ʒ iv; axonge ℥ ij.	ʒ ij--ʒ iv
Idem.........	Oxide blanc de mercure; axonge, *p. é.*......	ʒ ij
Contre la teigne.....	oxide de manganèse ʒ iv; axonge ℥ ij.......	*Idem.*
Contre la gale et la teign.	oxide rouge de mercure ʒ ij; axonge ℔ ß....	*Idem.*
Citrine avec le mercure.	Mercure ℥ ij; acide nitriq. ℥ iij; axonge ℔ ij.	*Idem.*
D'hydriodate de potasse.	Axonge ℥ ij; hydriodate de potasse ʒ j......	ʒ ß—ʒ j
D'hydriodate ioduré...	Axonge ℥ ij; hydriodate de potasse ioduré ʒ j..	*Idem.*
De proto-iodure de mercure............	Axonge ℥ j ß; proto-iodure de mercure gr xx.	℈ j—ʒ ß
De deuto-iodure de mercure............	Axonge ℥ j ß; deuto-iodure de mercure gr xx.	gr xij--℈ j

C. Les *oléo-résineux* ou *onguens* sont composés de corps gras et résineux, et ont une consistance assez molle pour que la chaleur de la partie sur laquelle on les applique suffise pour les liquéfier.

Ils se distinguent des *emplâtres par liquéfaction*, par leur plus grande mollesse, et des pommades par l'absence des résines, dans la composition de ces dernières préparations. Autrefois, l'on appelait *baumes* les onguens où il entrait des huiles volatiles; mais aujourd'hui, on réserve ce nom aux sucs naturels des végétaux concrets ou liquides, qui recèlent de l'acide benzoïque.

Les onguens dont on fait le plus fréquent usage sont : l'onguent *styrax*, composé d'huile de noix, de colophone, de cire jaune, de résine élémi, d'axonge et de styrax liquide; le *basilicum*, formé de résine de pin, de poix noire, de cire jaune et d'huile d'olives. Celui de l'abbé *Pipon* est le même que le basilicum, mais d'une consistance moins molle, parce que la poix noire et la cire y entrent en plus grande proportion. On nomme *onguent brun*, le basilicum auquel on a mêlé un gros d'oxide rouge de mercure, sur quatre onces d'onguent. On prépare l'onguent dit *pommade épispastique* avec le basilicum, le populéum et les cantharides pulvérisées. L'onguent connu sous le nom de *baume d'Arcæus*, jadis très-usité, résulte d'un mélange de suif de mouton, d'axonge, de résine élémi et de térébenthine claire.

§ IV.

PRÉPARATIONS D'UNE CONSISTANCE SOLIDE.

I°.

DES EMPLATRES.

Les emplâtres sont des médicamens officinaux qui ont pour base des corps gras et une consistance telle qu'ils adhèrent à la peau sans se fondre. Parmi ces composés, les uns doivent leur consistance à la cire et aux résines; les autres ne la doivent qu'aux oxides métalliques; les premiers résultent d'un simple mélange opéré par la liquéfaction de tous leurs ingrédiens; les seconds proviennent, au contraire, d'une véritable combinaison due à la réaction des corps gras sur les oxides métalliques avec lesquels on les met en contact.

L'usage des emplâtres est aujourd'hui très-restreint; l'on ne se sert plus que comme moyen agglutinatif des emplâtres de diachylun simple ou gommé, d'André de la Croix, de diapalme, etc. comme excitant des tumeurs indolentes; de ceux de ciguë, de savon, de vigo cum mercurio; et comme vésicant, de l'emplâtre épispastique ou autre analogue. La raison a fait justice d'une multitude d'emplâtres, dont les merveilleuses propriétés, long-tems vantées par le charlatanisme, et accueillies par l'ignorance et la crédulité, sont tout-à-fait chimériques. Tels sont l'emplâtre *contre les ruptures*, ceux dits *miraculeux*, des *douze apôtres*, de *la main de dieu*, etc.

IIe.

DES SUPPOSITOIRES.

Les suppositoires sont des médicamens plus ou moins solides, de forme cylindrique, qu'on introduit dans l'anus, soit pour remédier à une maladie, soit pour provoquer la défécation. Ils sont simples ou composés.

La matière et la préparation des suppositoires *simples* sont connues même du vulgaire. Il en emploie de différentes espèces, et l'effet est néanmoins presque toujours le même. Tels sont un morceau de savon figuré en petit cône; un petit bout de bougie enduit de beurre; le miel épaissi en pâte ferme par la cuisson; une racine de mauve, de guimauve, de bette, etc., dépouillée de son écorce, figurée convenablement et enduite d'huile ou de beurre salé. Ces matières, introduites dans le rectum, servent chez les enfans, et quelquefois chez les adultes, à provoquer des évacuations alvines.

L'excipient des suppositoires *composés* est le miel cuit jusqu'à dureté, quelquefois le savon ou le mucilage de gomme adragant. L'excipiende varie suivant l'indication que l'on a à remplir. Ce peut être une poudre comme celle d'aloès, de jalap, de scammonée; un sel comme le nitrate de potasse, l'hydrochlorate d'ammoniaque ou de soude; un extrait comme celui de quinquina, d'absinthe; enfin un suc épaissi, un électuaire, une conserve.

Les suppositoires d'Hippocrate étaient composés de miel, de suc de mercuriale, de nitrate de potasse et de poudre de coloquinte : il les faisait introduire dans l'anus en forme longue comme le petit doigt, pour exciter les contractions du gros intestin.

Il est important d'observer que les suppositoires qui sont durs, doivent être toujours enduits d'une huile douce, de cérat, de beurre ou de graisse récente, avant de les introduire. Il est encore nécessaire d'évacuer auparavant les matières fécales, à moins qu'on n'emploie le suppositoire dans cette vue.

Il serait inutile, et peut-être même déplacé, de parler ici des caustiques, du séton, des ventouses, des matières qui servent à dilater les canaux devenus trop étroits, etc. La description de ces moyens et de leurs modes d'emploi se trouve dans tous les traités de chirurgie.

TABLE.

BIBLIOTHÈQUE NATIONALE RF

CHAPITRE IV.

ERRATA.

Page 95. Tablettes de rhubarbe, au lieu de 1 *gros* et de n°. j—n°. ij, lisez : 1 *grain* et n°. xij—n°. xxx.

Tableau n°. 1. Quinquina gris, colonne propriétés physiques, au lieu d'*un beau rouge foncé*, lisez : *d'un brun grisâtre.*

Tableau n°. 2. Colonne désignation des substances, absinthe, au lieu de *absenthium*, lisez : *absinthium.*

BIBLIOTHÈQUE NATIONALE R.F.

TABLEAU SYNOPTIQUE N°. 1.

CLASSE I. ORDRE I. SECTION I.

GENRE I. Stimulans qui augmentent la tonicité, et produisent l'astriction des tuniques gastro-intestinales. (*Astringens, Styptiques*).

GENRE II. Stimulans qui augmentent la tonicité des tuniques gastro-intestinales, sans produire d'astriction. (*Amers, Toniques, Fébrifuges, Dépuratifs*).

DÉSIGNATION des MÉDICAMENS.	PROPRIÉTÉS PHYSIQUES.	COMPOSITION CHIMIQUE.	INCOMPATIBLE AVEC
Genre I.			
NOIX DE GALLE, production du *quercus infectoria*. L.	[illegible]	[illegible]	[illegible]
GOMME KINO, suc desséché dont l'origine est encore inconnue, mais que l'on présume provenir d'un *pterocarpus*	[illegible]	[illegible]	[illegible]
CACHOU, extrait des fruits et du bois du *mimosa catechu*. L.	[illegible]	[illegible]	[illegible]
BISTORTE, racine du *polygon. bistorta*. L.	[illegible]	[illegible]	[illegible]
TORMENTILLE, racine du *tormentilla erecta*. L.	[illegible]	[illegible]	[illegible]
BALAUSTES, fleurs non épanouies du *punica granatum*. L.	D'un rouge foncé, [illegible]	[illegible]	[illegible]
ROSES DE PROVINS, fleurs du *rosa gallica*. L.	Couleur pourpre foncé; odeur agréable; saveur astringente	[illegible]	[illegible]
RATANHIA, racine du *krameria triandra* et du *krameria ixina*. L.	[illegible]	[illegible]	[illegible]
SANG-DRAGON, résine extraite de plusieurs arbres, et surtout du *pterocarpus draco*. L.	[illegible]	[illegible]	[illegible]
SULFATE DE FER, *ferri sulfas* (protosulfate de fer, couperose verte)	[illegible]	[illegible]	[illegible]
SULFATE DE ZINC, *sulfas zinci* (vitriol blanc, couperose blanche)	[illegible]	[illegible]	[illegible]
ALUN, *alumen* (sulfate d'alumine et de potasse)	[illegible]	[illegible]	[illegible]
SULFATE DE CUIVRE, *cupri sulfas* (vitriol bleu)	[illegible]	[illegible]	[illegible]
ACÉTATE DE PLOMB, *acetas plumbi* (sucre de saturne)	[illegible]	[illegible]	[illegible]
TARTRATE DE FER ET DE POTASSE, *ferrum tartarisatum* (tartre martial soluble)	[illegible]	[illegible]	[illegible]
Genre II.			
LIMAILLE DE FER, *limatura ferri*	Doit avoir la belle couleur grise qui caractérise le fer	[illegible]	[illegible]
ÉTHIOPS MARTIAL, *æthiops martialis* (deutoxide de fer)	[illegible]	[illegible]	[illegible]
SAFRAN DE MARS ASTRINGENT, *crocus martis astringens* (péroxide de fer)	Rouge-brun; saveur fortement styptique; insoluble dans l'eau	Fer, oxigène, [illegible]	[illegible]
SAFRAN DE MARS APÉRITIF, *crocus martis aperiens* (sous-carbonate de tritoxide de fer)	Inodore; saveur styptique; couleur brun rougeâtre; insoluble dans l'eau	[illegible]	Tous les acides
QUINQUINA ORANGÉ, écorce du *cinchona lancifolia* (Mutis)	[illegible]	[illegible]	[illegible]
QUINQUINA GRIS, écorce du *cinchona officinalis*, L. C. *condaminea* (Humboldt)	[illegible]	[illegible]	[illegible]
QUINQUINA JAUNE, écorce du *cinchona cordifolia*, Mutis	[illegible]	[illegible]	[illegible]
QUINQUINA ROUGE, écorce du *cinchona oblongifolia* (Mutis)	[illegible]	[illegible]	[illegible]
SULFATE DE QUININE, *quininæ sulfas*	[illegible]	[illegible]	[illegible]
GENTIANE, racine du *gentiana lutea*. L.	[illegible]	[illegible]	[illegible]
CENTAURÉE (petite), sommités de l'*erythræa centaurium* (Rich.)	Presque inodore; couleur d'un pâle vert; saveur très amère	[illegible]	[illegible]
CHARDON-BÉNI, sommités du *centaurea benedicta*. L.	[illegible]	[illegible]	[illegible]
QUASSIA, bois du *quassia amara*. L.	[illegible]	[illegible]	[illegible]
SIMAROUBA, écorce du *quassia simarouba*. L.	[illegible]	[illegible]	[illegible]
COLOMBO, *colombo radix*. (Attribuée au *menispermum palmatum*. Lamk.)	[illegible]	[illegible]	[illegible]
BARDANE, racine de l'*arctium lappa*. L.	[illegible]	[illegible]	[illegible]
AUNÉE, racine de l'*inula helenium*. L.	[illegible]	[illegible]	[illegible]
PATIENCE, racine du *rumex patientia*. L.	[illegible]	[illegible]	[illegible]
HOUBLON, somm. de l'*humulus lupul*. L.	[illegible]	[illegible]	[illegible]
LICHEN D'ISLANDE, *lichen islandicus*. L.	[illegible]	[illegible]	[illegible]
MÉNYANTHE, *menyanthes trifoliata*. L.	[illegible]	[illegible]	[illegible]
FUMETERRE, *fumaria officinalis*. L.	[illegible]	[illegible]	[illegible]
CHICORÉE SAUVAGE, *cichor. intybus*. L.	[illegible]	[illegible]	[illegible]
PISSENLIT, racine du *leontodon taraxac*. L.	[illegible]	[illegible]	[illegible]
SAPONAIRE, feuilles du *saponaria offic*. L.	[illegible]	[illegible]	[illegible]
TUSSILAGE, fleurs du *tussilago farfara*. L.	[illegible]	[illegible]	[illegible]
ARISTOLOCHE, racine de l'*aristolochia longa*, et de l'*aristolochia rotunda*. L.	[illegible]	[illegible]	[illegible]

DOSES À L'INTÉRIEUR. — DOSES À L'EXTÉRIEUR.

DÉSIGNATION	Int.: EAU ℔ ij. infusion. solution.	Int.: EAU ℔ ij. décoction.	Int.: SUBSTANCE	Int.: EXTRAIT.	Int.: TEINTURE.	Int.: ALCOOL.	Int.: VIN.	Int.: SIROP.	Int.: HUILE essentielle.	Int.: EAU distillée.	Ext.: EAU ℔ ij. injection.	Ext.: EAU ℔ j. lavement.	Ext.: EAU ℔ j. gargarisme.	Ext.: HUILE [illegible]
NOIX DE GALLE	ʒ j = ʒ ij.	ʒ j = ʒ ij.	℈ ij = ℈ j.								ʒ j = ʒ ij.	ʒ j = ℥ ß.	ʒ j = ʒ ij.	
GOMME KINO	ʒ j = ʒ ij.	ʒ j = ʒ ij.	Idem.		ʒ ß = ʒ j.						Idem.	Idem.	Idem.	
CACHOU	Idem.	Idem.	ʒ ß = ʒ j.		ʒ ß = ʒ j.						ʒ j = ʒ ij.	ʒ j = ʒ ij.	ʒ j = ʒ ij.	
BISTORTE	ʒ ij = ʒ iv.	ʒ ij = ʒ iv.	ʒ ß = ʒ j.	ʒ ß = ʒ j.							ʒ ij = ʒ iv.	ʒ ij = ʒ iv.	ʒ ij = ʒ iv.	
TORMENTILLE		Idem.	Idem.	Idem.							Idem.	Idem.	Idem.	
BALAUSTES		ʒ j = ʒ ij.	℈ j = ʒ ß.					℥ j = ℥ ij.			ʒ j = ʒ ij.	ʒ j = ʒ iv.	ʒ j = ʒ ij.	
ROSES DE PROVINS	P. ij = P. iij.			ʒ j = ℥ iv.			(vinaigre) ʒ iv = ℥ j.	℥ j = ℥ ij.	gt. v = gt. x.	℥ ij = ℥ iv.	P. n°. ij.	P. n°. iij.	P. n°. iij.	
RATANHIA		ʒ ij = ʒ iv.	ʒ ß = ʒ j.	ʒ ß = ʒ j.	ʒ ß = ʒ j.									
SANG-DRAGON			℈ j = ʒ j.											
SULFATE DE FER	gr. ij = ℈ ß.		gr. ij = ℈ ß.								℈ j = ℈ ij.	ʒ ß = ʒ j.	℈ j = ℈ ij.	
SULFATE DE ZINC	gr. j = gr. iv.		gr. j = gr. iij.								ʒ ß = ʒ j.		ʒ ß = ʒ j.	
ALUN	gr. vj = ℈ j.		gr. vj = ℈ j.								ʒ ij = ℥ ij.	ʒ ß = ʒ j.	℈ j = ʒ ß.	
SULFATE DE CUIVRE			gr. 1/8 = gr. j.								gr. ij = gr. viij.			
ACÉTATE DE PLOMB			gr. j = gr. vj.								ʒ iv = ℥ j.		ʒ iv = ℥ j.	
TARTRATE DE FER ET DE POTASSE			gr. x = ʒ ß.		℈ j = ʒ ß.		(chalybé) ℥ j = ℥ ij.							
LIMAILLE DE FER			℈ j = ʒ ij.											
ÉTHIOPS MARTIAL			Idem.											
SAFRAN DE MARS ASTRINGENT			Idem.											
SAFRAN DE MARS APÉRITIF			Idem.											
QUINQUINA (orangé, gris, jaune, rouge)	ʒ ij = ℥ j.	ʒ vj = ℥ j.	ʒ ij = ℥ j.	ʒ ß = ʒ iv.	ʒ iv = ℥ j.		℥ ij = ℥ iv.	℥ j = ℥ ij.			ʒ ij = ʒ iv.	ʒ ij = ʒ iv.	ʒ ij = ʒ iv.	
SULFATE DE QUININE			gr. x = ʒ ß.											
GENTIANE	ʒ j = ʒ ij.	ʒ j = ʒ ij.	gr. xx = ʒ j.	℈ j = ʒ ß.	ʒ ß = ʒ ij.	ʒ ß = ʒ j.	℥ j = ℥ iv.							
CENTAURÉE	ʒ ij = ℥ ß.	ʒ ij = ℥ ß.	ʒ j = ʒ ij.	ʒ ß = ʒ j.	Idem.		Idem.			℥ iv.				
CHARDON-BÉNI	Idem.	Idem.	Idem.	Idem.	Idem.		Idem.			Idem.				
QUASSIA	ʒ j.		℈ j = ʒ ß.	Idem.	Idem.									
SIMAROUBA	ʒ j = ʒ ij.	ʒ j = ʒ ij.	Idem.	Idem.	Idem.									
COLOMBO	ʒ ij = ʒ iv.	ʒ ij = ʒ iv.	ʒ ß = ʒ j.	ʒ ß = ʒ j.	ʒ ß = ʒ j.									
BARDANE		ʒ j = ʒ ij.	Idem.	Idem.	Idem.									
AUNÉE		ʒ iv = ℥ j.	ʒ ß = ʒ j.	℈ j = ʒ ß.			℥ ij = ℥ iv.	℥ j = ℥ ij.						
PATIENCE		℥ ß = ℥ j.		ʒ ß = ʒ j.										
HOUBLON	ʒ ij = ʒ iv.	ʒ ij = ʒ iv.	ʒ ß = ʒ ij.	℈ j = ʒ ß.	ʒ ß = ʒ j.		Idem.							
LICHEN D'ISLANDE	ʒ ij = ʒ iij.	ʒ ij = ʒ iij.		(gelée) ℥ j = ℥ ij.										
MÉNYANTHE		ʒ ij = ʒ iv.		ʒ ß = ʒ j.										
FUMETERRE	ʒ j = ℥ ij.	ʒ j = ℥ ij.		Idem.				℥ j = ℥ ij.		℥ ij = ℥ iv.				
CHICORÉE SAUVAGE	Idem.	Idem.		Idem.				℥ j = ℥ ij.						
PISSENLIT	Idem.	Idem.		Idem.										
SAPONAIRE	Idem.	Idem.		Idem.										
TUSSILAGE	P. n. ij.	P. n°. ij.						℥ j = ℥ ij.						
ARISTOLOCHE		ʒ j = ʒ ij.	℈ j = ʒ ß.	ʒ ß = ʒ j.		ʒ ß = ʒ j.								

TABLEAU SYNOPTIQUE N°. 2.

I. Stimulans de la contractilité musculaire des intestins. — (Laxatifs, Purgatifs, Cathartiques, Drastiques.) — Vomitifs. — (Diffusibles.) — Anthelmintiques. — Carminatifs.

DÉSIGNATION des MÉDICAMENS.	PROPRIÉTÉS PHYSIQUES.	COMPOSITION CHIMIQUE.	INCOMPATIBLE AVEC	DOSES A L'INTÉRIEUR. Eau ℔ ß. infusion. solution.	Eau ℔ ß. décoction.	Substance.	Extrait.	Teinture.	Alcool.	Vin.	Sirop.	Huile essentielle.	Eau distillée.	DOSES A L'EXTÉRIEUR. Eau ℔ ß. infusion.	Eau ℔ j. lavement.	Eau ℔ j. gargarisme.	Huile ℥ iv. liniment.
ABSINTHE, sommités de l'*Artemisia Absinthium*. L.	[illegible]	Matière azotée [illegible]; huile volatile [illegible]; sels de potasse; ligneux, etc.	Le sulfate de fer; le sulfate de zinc; l'acétate de plomb; le tartre stibié.	ʒ iv. = ℥ ß.	ʒ iv. = ℥ ß.	℈ j. = ʒ ij.	ʒ ß. = ʒ j.	ʒ j. = ʒ ij.	ʒ ß. = ʒ j.	℥ ij. = ℥ iv.	℥ j. = ℥ ij.	gt ij. = gt v.	℥ ij. = ℥ iv.	....	ʒ j. = ʒ ij.	ʒ iv. = ℥ j.	ʒ iv. = ℥ j.
TANAISIE, fl., feuil. du *Tanacet. vulg.* L.	[illegible]	Principe extractif; résine; huile essentielle citrine.	Idem.	Idem.	Idem.	ʒ j. = ʒ ij.	....	....	....	....	....	....	....	....	Idem.		
CAMOMILLE, fl. de l'*Anthemis nobilis*. L.	[illegible]	Huile volatile d'une belle couleur bleue; camphre; principe gommo-résineux; peu de tannin.	La solution de gélatine; l'infusion de quinquina; le sulfate de fer; le nitrate d'argent; le sublimé corrosif; le sous-acétate de plomb.	ʒ j. = ʒ ij.	ʒ j. = ʒ ij.	ʒ ij. = ʒ iv.	ʒ ß. = ʒ j.	ʒ ß. = ʒ j.	ʒ ß. = ʒ j.	℥ ij. = ℥ iv.	℥ j. = ℥ ij.	gt ij. = gt vj.	Idem.	....	℈ j. = ʒ ß.	ʒ j. = ʒ ij.	ʒ iv. = ℥ j.
SERPENTAIRE DE VIRGINIE, racine de l'*Aristolochia serpentaria*. L.	[illegible]	Huile volatile; matière jaune, amère; matière résineuse; gomme; albumine; amidon; des sels, etc.	....	ʒ ij. = ʒ iv.	....	℈ j. = ʒ j.	....	Idem.	....	....	....	....	....	....	ʒ j. = ʒ ij.	ʒ j. = ʒ ij.	
Sommités de SAUGE, *Salvia officinalis*; de ROMARIN, *Rosmarinus officinalis*; de MENTHE, *Mentha piperita*, *crispa*, etc.; de MÉLISSE, *Melissa officinalis*; d'HYSOPE, *Hyssopus officinalis*; de LIERRE TERRESTRE, *Glecoma hederacea*, etc.	[illegible]	Toutes ces plantes contiennent de l'huile essentielle. [illegible]	Le sulfate de fer; le nitrate d'argent; l'acétate de plomb.	ʒ j. = ʒ ij.	....	ʒ ß. = ʒ j.	Conserve de lierre terrestre ʒ ß. = ʒ j.	....	ʒ j. = ʒ ij.	Vinaigre de romarin ʒ ß. = ℥ j.	℥ j. = ℥ ij.	gt ij. = gt vj.	℥ ij. = ℥ iv.	ʒ j. = ʒ ij.	ʒ j. = ʒ ij.	ʒ j. = ℥ ij.	℥ ß. = ℥ j.
ANGÉLIQUE, racine de l'*Angelica archangelica*. L.	[illegible]	Huile volatile; [illegible]	....	Idem.	....	℈ j. = ʒ j.	Conserve ℥ j. = ℥ ij.	....	ʒ ß. = ʒ j.	℥ ij. = ℥ iv.	℥ j. = ℥ ij.	....	℥ ij. = ℥ iv.				
CANNELLE, écorce du *Laurus cinnamomum*. L. (Cannelle de Ceylan.)	[illegible]	Huile volatile [illegible]; tannin; mucilage; matière colorante; [illegible] d'acide; du ligneux.	....	ʒ j. = ʒ iv.	....	gr xij. = ℈ j.	....	ʒ ß. = ʒ ij.	ʒ ß. = ʒ j.	℥ ß. = ℥ iv.	Idem.	gt ij. = gt v.	℥ ij. = ℥ iv.				
Semences d'ANIS, *Pimpinella anisum*; de CORIANDRE, *Coriandrum officinale*; de FENOUIL, *Anethum foeniculum*, etc. L.	Toutes ces semences ont une odeur et une saveur aromatiques. [illegible]	....	....	ʒ j. = ʒ ij.	....	℈ j. = ʒ ß.	....	....	ʒ ß. = ʒ j.	....	....	gt ij. = gt v.	℥ ij. = ℥ iv.	....	ʒ j. = ʒ ij.		
MOUSSE DE CORSE, *Fucus Helminthochorton*. L.	[illegible]	Gélatine; hydrochlorate de soude; sulfate, phosphate de chaux; carbonate de chaux; magnésie; silice; fer; de l'iode.	....	....	℥ j. = ℥ ij.	℈ j. = ʒ ij.	Gelée ʒ iv. = ℥ ij.	....	....	....	ʒ iv. = ℥ ij.	....	....	....	℥ j. = ℥ ij.		
FOUGÈRE MALE, tige souterraine ou souche du *Polypodium filix mascula*. L.	[illegible]	Extrait aqueux, légèrement amer et astringent; [illegible]	....	....	ʒ iv. = ℥ j.	ʒ j. = ʒ ij.	ʒ j. = ʒ ij.	ʒ ß. = ʒ j.	....	℥ j. = ℥ iv.	....	Huile éter. gtt x. = gtt xxx.	....	....	℥ j. = ℥ ij.		
SÉMENTINE, *Semen contra*, fleurs de l'*Artemisia judaica*. L.	[illegible] aromatique.	Principe amer [illegible]; huile essentielle.	....	ʒ ij. = ʒ iv.	....	ʒ ß. = ʒ ij.	....	ʒ ß. = ʒ j.	....	....	....	....	....	....	ʒ iv. = ℥ j.		
ÉCORCE DE RACINE DE GRENADIER, *Punica granatum*. L.	....	....	Le sulfate de fer.	....	℥ j.	ʒ ij. = ʒ vj.											
CORALLINE, *Corallina officinalis*, production marine dont la nature n'est point encore bien connue, et que l'on range généralement parmi les *Polypiers*.	[illegible]	Gélatine; albumine; hydrochlorate de soude; sulfate de chaux; phosphate de chaux; carbonate de chaux; carbonate de magnésie; silice; [illegible]; fer, etc.	....	....	....	ʒ ß. = ʒ j.											
ÉTHER SULFURIQUE, *Æther sulfuricus*.	[illegible]	Oxigène, [illegible]; carbone, [illegible]; hydrogène, [illegible].	....	....	....	℈ j. = ʒ ß.	....	....	Liqueur anod. d'Hoffman ʒ ß. = ʒ j.	....	ʒ iv. = ℥ j.	....	....	....	ʒ ß. = ʒ j.	....	Sans excip. Q. V.
AMMONIAQUE LIQUIDE, *Ammonia liquida*. (Alkali volatil fluor.)	[illegible]	Gaz ammoniac, [illegible]; eau, [illegible].	Tous les sels métalliques, excepté ceux de potasse, de soude, de baryte et de chaux; les acides; le sulfate d'alumine.	gt xv. = gt xxv.	....	....	....	....	....	....	....	....	Eau de Luce gt x. = gt xx.	....	....	....	ʒ j. = ʒ iv.
ACÉTATE D'AMMONIAQUE, *Ammoniæ Acetas*. (Esprit de Mindererus.)	[illegible]	Acide acétique, [illegible]; ammoniaque, [illegible].	Les acides sulfurique et nitrique; l'hydrochlorate de mercure.	ʒ ß. = ʒ iv.													
SOUS-CARBONATE D'AMMONIAQUE, *Ammoniæ Subcarb.* (Alkali vol. concret.)	[illegible]	Ammoniaque, [illegible]; acide carbonique, [illegible]; eau, [illegible]. Soluble dans l'eau, insoluble dans l'alcool.	Tous les acides; l'eau bouillante; la magnésie.	gr x. = ℈ j.	....	gr x. = ℈ j.	....	....	....	....	....	....	....	....	....	....	ʒ iv. = ℥ j.
HYDROCHLORATE D'AMMONIAQUE, *Ammoniæ Hydrochloras*. (Sel ammoniac.)	[illegible]	Acide muriatique, [illegible]; ammoniaque, [illegible]; eau, [illegible].	Les acides sulfurique et nitrique; les carbonates de soude et de potasse; l'acétate de plomb; la chaux; le nitrate d'argent; les sulfates de magnésie, etc.	gr x. = ʒ ß.	....	gr x. = ʒ ß.	....	....	....	....	....	....	....	....	....	ʒ ij. = ʒ iv.	
II. IPÉCACUANHA, racine du *Cephaelis Ipecacuanha*. Richard, Swartz, etc.	[illegible]	[illegible]	[illegible] infusion de noix de galle.	....	....	(poud.) idem.	....	[illegible]	....	℥ j. = ℥ ij.	ʒ iv. = ℥ jß.						
ÉMÉTINE PURE, *Emetina pura*.	[illegible]	Carbone, [illegible]; azote, [illegible]; hydrogène, [illegible]; oxigène, [illegible]. Soluble dans l'alcool.	Les galles [illegible]; l'infusion de noix de galle.	....	....	gr ß. = gr iv.											
TARTRE STIBIÉ, *Antimonium tartarizatum*.	[illegible]	Tartrate d'antimoine, [illegible]; tartrate de potasse, [illegible]; eau de cristallisation, huit parties sur cent.	Les alcalis, les terres et leurs carbonates; les acides forts; les hydrosulfates; les décoctions astringentes.	gr j. = gr iij.	....	gr j. = gr iij.	....	....	....	℥ j. = ℥ ij.							
KERMÈS MINÉRAL, *Kermes mineralis*.	Poudre de couleur rouge; saveur styptique; insoluble dans l'eau; se décolore par l'action de l'air et de la lumière.	Oxide d'antimoine, [illegible]; hydrogène sulfuré, [illegible]; soufre, [illegible]; eau, [illegible].	Comme le tartre stibié, et de plus avec le calomel.	....	....	gr ij. = gr vj.											
MANNE, *Manna*, suc fourni par le *Fraxinus ornus* et le *Fraxinus rotundif.* L.	Larmes blanches, douces, sucrées; [illegible]	Matière sucrée (mannite); extractif nauséeux; mucilage. La mannite forme la majeure partie de la manne en larmes.	....	℥ ß. = ℥ iij.	....	℥ ij. = ℥ ij.	....	....	....	....	....	....	....	....	℥ j. = ℥ ij.		
HUILE DE RICIN, *Oleum Ricini*, extraite des graines du *Ricinus communis*. L.	[illegible]	....	....	....	....	℥ ij. = ℥ iv.	....	....	....	....	....	....	....	....	Idem.		
TAMARIN, pulpe du fruit du *Tamarindus indica*. L.	[illegible]	Une once contient, acide citrique, [illegible] grains; acide malique, [illegible] grains; tartrate acidule de potasse, [illegible] grains; de la gélatine; du sucre; de la fécule; du sucre.	Les tartrates et acétates de potasse, et de soude; les résines cathartiques; l'infusion de séné; les carbonates alcalins; l'eau de chaux; le tartre stibié.	....	℥ ij. = ℥ iij.	....	....	....	....	....	....	....	....	....	Idem.		
CASSE, pulpe du fruit du *Cassia fistula*. L.	Noire; douce, sucrée, légèrement acide; inodore.	Gélatine; gomme; gluten; sucre; principe extractif; [illegible]	L'alcool; l'acide hydrochlorique.	....	Idem.	℥ ij. = ℥ iij.	℥ ß. = ℥ j.	....	....	....	....	....	....	....	Idem.		
SÉNÉ. feuilles, fruits (follicules) du *Cassia senna*. L. (Séné de la Palte.)	[illegible]	Extractif soluble dans l'eau et dans l'alcool; carbonate de chaux; sulfate de potasse; carbonate de magnésie; un principe [illegible]	Les acides forts; l'eau de chaux; les carbonates alcalins; l'[illegible]; l'acétate de plomb; le tartre stibié; l'infusion de quinquina.	ʒ iv. = ʒ vj.	....	ʒ ß. = ʒ j.	....	ʒ j. = ʒ iv.	....	....	℥ ß. = ℥ j.	....	....	....	ʒ iv. = ℥ j.		
RHUBARBE, racine du *Rheum palmatum*. L. (Rhubarbe de Moscovie.)	[illegible]	Extractif; matière volatile [illegible]; oxalate de chaux; tanin.	La solution d'[illegible]; l'infusion de [illegible]; tous les acides forts; le [illegible]; l'acétate de plomb; le sulfate de fer; le tartre stibié.	ʒ ij. = ʒ iv.	ʒ ij. = ʒ iv.	ʒ j. = ʒ ij.	ʒ ß. = ʒ j.	Idem.	....	ʒ iv. = ℥ ij.	℥ ß. = ℥ ij.	....	....	....	ʒ ß. = ℥ j.		
NERPRUN, fruit ou baie du *Rhamnus catharticus*. L.	[illegible]	Acide acétique; mucilage; sucre; matière azotée; principe colorant particulier (vert de vessie).	....	....	N.° xx.	....	Rob. ℈ j. = ʒ ß.	....	....	....	℥ j. = ℥ ij.						
ALOÈS, *Aloes extractum*, fourni par l'*Aloe spicata*. L. (Aloès succotrin.)	[illegible]	Principe savonneux amer, [illegible]; résine, [illegible]; traces d'acide gallique; peut-être de l'huile essentielle.	....	....	....	gr x. = gr xx.	gr vj. = gr xij.	gtt xij. = gtt xx.	....	....	....	....	....	....	gr xij. = ℈ j.	....	ʒ iv. = ℥ j.
JALAP, racine du *Convolvulus jalappa*. L.	[illegible]	Sur 500 grammes, résine, [illegible]; eau, [illegible]; extrait gommeux, [illegible]; fécule amilacée, [illegible]; albumine végétale, [illegible]; [illegible]; phosphate de chaux, [illegible]; muriate de potasse, [illegible]; carbonate de potasse, [illegible]; carbonate de chaux, [illegible]; carbonate de fer, [illegible]; silice, [illegible]; perte, [illegible].	M. Hume a découvert récemment un principe particulier, insoluble dans l'éther et dans l'eau froide, un peu soluble dans l'eau chaude, qu'il regarde comme le principe actif du jalap, et qu'il a nommé jalapine.	....	....	ʒ ß. = ℈ ij.	Résine. gr vj. = gr x.	ʒ j. = ʒ ij.	....	....	℥ j. = ℥ ij.						
SCAMMONÉE D'ALEP, suc des racines du *Convolvulus scammonia*. L.	[illegible]	Résine, [illegible]; gomme, [illegible]; extrait, [illegible]; débris de végétaux, [illegible].	....	....	....	gr v. = gr xv.	....	gtt xx. = ʒ ß.	....	....	℥ ß. = ℥ j.						
GOMME-GUTTE, suc du *Cambogia gutta*. Richard.	[illegible]	Résine, [illegible]; gomme, [illegible].	....	....	....	gr ij. = gr vj.											
TARTRATE ACIDULE DE POTASSE, *Potassæ Supertartras*. (Crème de Tartre soluble.)	[illegible]	Potasse, [illegible]; acide, [illegible]; eau, [illegible] parties sur cent.	Les alcalis; les terres alcalines; les acides minéraux.	ʒ iv. = ℥ j.	....	ʒ j. = ʒ iv.	....	....	....	....	....	....	....	....	ʒ iv. = ℥ j.		
TARTRATE DE POTASSE ET SOUDE, *Potassæ Tart. et Sodæ*. (Sel de Seignette.)	[illegible]	Tartrate de potasse, [illegible]; tartrate de soude, [illegible] parties sur cent.	Les acides; la décoction de tamarins et autres fruits acides; les solutions de soude, de potasse, le muriate d'ammoniaque; l'acétate de plomb.	Idem.	....	....	....	....	....	....	....	....	....	....	Idem.		
TARTRATE DE POTASSE, *Potassæ Tartras*. (Sel végétal ou Tartre soluble.)	[illegible]	Acide, [illegible]; potasse, [illegible].	Idem.	Idem.	....	....	....	....	....	....	....	....	....	....	Idem.		
ACÉTATE DE POTASSE, *Potassæ Acetas*. (Terre foliée de Tartre.)	[illegible]	Potasse, [illegible]; acide, [illegible].	Les acides minéraux; la décoction de tamarins; l'hydrochlorate de mercure; les sulfates de soude, de magnésie; le tartrate de potasse; le muriate d'ammoniaque.	ʒ ij. = ʒ iij.													
SULFATE DE POTASSE, *Potassæ Sulfas*. (Sel polychreste, de duobus, etc.)	[illegible]	Potasse, [illegible]; acide, [illegible]; eau, [illegible] parties sur cent.	Les acides nitrique, muriatique; les sels mercuriels.	ʒ iv. = ʒ vj.	....	....	....	....	....	....	....	....	....	....	ʒ iv. = ʒ vj.		
SULFATE DE SOUDE, *Sodæ Sulfas*. (Sel de Glauber.)	[illegible]	Soude, [illegible]; acide, [illegible]; eau, [illegible] parties sur cent.	Les sulfures de potasse et de magnésie.	℥ j. = ℥ jß.	....	....	....	....	....	....	....	....	....	....	℥ j. = ℥ ij.		
SULFATE DE MAGNÉSIE, *Magnesiæ Sulfas*. (Sel de Sedlitz, d'Epsom.)	[illegible]	Acide, [illegible]; magnésie, [illegible]; eau, [illegible] parties sur cent.	Les alcalis fixes et leurs carbonates; l'eau de chaux; le muriate de baryte; le nitrate d'argent; l'acétate de plomb.	Idem.	....	....	....	....	....	....	....	....	....	....	Idem.		
CALOMEL, *Hydrargyri Submurias*. (Mercure doux.)	[illegible]	Oxide, [illegible]; acide muriatique, [illegible], sur cent, ou mercure, [illegible]; chlore, [illegible].	Les alcalis; l'acide nitrique; les alcalis et leurs carbonates; l'eau de chaux; [illegible]	....	....	gr vj. = gr xij.											

CLASSE I. ORDRE II.	DÉSIGNATION des MÉDICAMENS.	PROPRIÉTÉS PHYSIQUES.	COMPOSITION CHIMIQUE.	INCOMPATIBLE AVEC	DOSES A L'INTÉRIEUR. EAU ℔ ij. INFUSION, DÉCOCTION.	EAU ℔ ij. EN SOLUTION.	SUBSTANCE.	EXTRAIT.	TEINTURE.	ALCOOL.	VIN.	SIROP.	HUILE ESSENTIELLE.	EAU DISTILLÉE.	DOSES A L'EXTÉRIEUR. EAU ℔ ij. INJECTION.	EAU ℔ j. LAVEMENT.	EAU ℔ j. GARGARISME.	HUILE ℥ iv. LINIMENT.
GENRE I. Stimulans de l'appareil urinaire. — (*Diurétiques*).	TÉRÉBENTHINE DE VENISE, *Terebinthina Veneta*, fournie par le *Pinus Larix*. L.	Odeur pénétrante; saveur chaude, piquante, amère; consistance [illegible]; transparente; soluble dans l'éther et l'alcool, peu soluble dans l'eau.	[illegible] huile essentielle, plus abondante que celle de Canada; [illegible]				ʒ j. = ʒ iv.						gt x. = ʒ j.			ʒ iv.		ʒ iv. = ℥ j.
	BAUME DE COPAHU, *Copaiva Balsamum*, résine fournie par le *Copaifera officin*. L.	Odeur particulière, désagréable; saveur piquante, amère; [illegible] soluble dans l'alcool et l'éther; [illegible]	Résine; huile essentielle.	Les acides sulfurique et nitrique.			ʒ j. = ℥ j.											
	BAUME DE LA MECQUE, *Balsamum gileadense*, produit de l'*Amyris gileadensis*. L.	Odeur un peu fragrante; saveur chaude et amère; [illegible] au moyen du jaune d'œuf ou de mucilage.					*Idem.*											
	BAUME DU PÉROU, *Balsamum peruvianum*, fruit du *Myroxylum peruiferum*. L.	Odeur fragrante et aromatique; saveur amère et chaude; [illegible] soluble dans l'alcool; miscible à l'eau au moyen du mucilage.	Acide benzoïque; résine; huile essentielle.				gr x. = ʒ iv.											
	BAUME DE TOLU, *Balsamum tolutanum*, produit du *Toluifera Balsamum*. L.	Odeur très-fragrante; saveur chaude, douceâtre; [illegible]	*Idem.*				[illegible]		[illegible]			ʒ j. = ℥ ij.						
	BENJOIN, *Benzoinum*, substance fournie par le *Styrax benzoin*. L.	Odeur fragrante; saveur légèrement aromatique; [illegible] soluble dans l'alcool et [illegible]	Résine, [illegible]; acide benzoïque, [illegible]; principe aromatique, [illegible]	Les alcalis, les acides; tous les baumes.			gr x. = ʒ ß.		ʒ ß. = ʒ j.			*Idem.*						
	DIGITALE, feuilles du *Digitalis purpurea*. L.	Inodores; saveur âcre, amère, nauséeuse. Ces feuilles doivent être cueillies au mois de juillet.	[illegible] extrait chlorophylle analogue au premier, [illegible]; de gluten, de la digitaline.	Le sulfate de fer; l'acétate de plomb; l'infusion de kina.		ʒ j. = ʒ ij.	gr j. = gr vj.	ʒ ß. = ʒ ß.	gt x. = ℈ j.									ʒ iv. = ℥ j.
	ASPERGE, racine de l'*Asparagus officinalis*. L.	Charnue, mucilagineuse et un peu amère.	L'asparagine ne [illegible]			℥ j. = ℥ ij.												
	SCILLE, *Scillæ Radix*, bulbe du *Scilla maritima*. L.	[illegible] saveur amère, [illegible]	Gomme; [illegible] de chaux; matière sucrée; fibre ligneuse; [illegible] un principe particulier (scillitine).	La gélatine; l'eau de chaux; les carbonates alcalins.			gr ij. = gr x.	gr ij. = gr x.	ʒ ß. = ʒ j.		Vin et vinaig. ʒ iv. = ℥ j.	Oxim. scillit. ʒ iv. = ℥ j.						ʒ ß. = ℥ j.
	BAIES DE GENIÈVRE, *Juniperi Baccæ*, fruit du *Juniperus communis*. L.	Odeur forte qui n'est pas désagréable; saveur chaude, piquante, douceâtre, mais laissant un arrière-goût d'amertume. Elles cèdent leurs propriétés à l'eau et à l'alcool.	Principe extractif; résine; huile essentielle; sucre.		ʒ iv. = ℥ j.		ʒ ß. = ʒ iv.	ʒ j. = ʒ ij.	ʒ ij. = ʒ iv.		℥ ij. = ℥ iij.		gt ij. = gt x.					
	COLCHIQUE, *Colchici Radix*, bulbe du *Colchicum autumnale*. L.	Saveur âcre, excoriant la bouche.	Beaucoup d'amidon; un principe âcre qui [illegible]				Miel, oxymel ʒ j. = ʒ ij.				ʒ j. = ʒ j.	ʒ j. = ℥ j.						
	NITRATE DE POTASSE, *Nitras Potassæ*.	Inodore; saveur fraîche, [illegible], pénétrante; cristallise en prismes [illegible]; inaltérable à l'air; fragile; soluble dans [illegible]	Potasse, [illegible]; acide nitrique, [illegible] parties sur cent.	L'acide sulfurique; les sulfates de soude et de magnésie; l'alun; les sulfures métalliques.	℈ x. = ʒ j.		gr x. = ʒ ij.											
	BOURRACHE, feuilles du *Borrago officinalis*. L.	[illegible]	[illegible] de potasse, [illegible]		M. n°. j.			ʒ j. = ʒ ij.				℥ j. = ℥ ij.		℥ ij. = ℥ iv.				
	PARIÉTAIRE, feuilles du *Parietaria officinalis*. L.	Inodore; saveur herbacée et un peu salée.	Contient du nitre, du mucilage.		*Idem.*			*Idem.*								M. n°. j = ij.		
GENRE II. Stimulans du système dermoïde considéré comme organe sécréteur. — (*Diaphorétiques, Sudorifiques*).	SUREAU, fleurs du *Sambucus nigra*. L.	Odeur aromatique, désagréable, un peu vireuse; saveur amère.	Huile essentielle d'où dépend son odeur particulière.		Pug. n°. j.			Rob. ʒ ß. = ʒ j.								M. n°. j.	M. n°. j.	
	GAYAC, *Guaiacum*, bois fourni par le *Guaiacum officinale*. L.	Inodore; très dur; très pesant; [illegible]	Résine; acide benzoïque.	Les acides minéraux.		℥ ij. = ℥ iv.	ʒ ß. = ʒ j.		ʒ j. = ʒ ij.	ʒ ß. = ʒ j.							℥ ß. = ℥ j.	ʒ iv. = ℥ j.
	RÉSINE DE GAYAC, *Guaiaci Resina*.	Odeur de benjoin; couleur d'un brun verdâtre; friable et brillante; [illegible] soluble dans l'alcool.	Résine jaune, [illegible]; écorce, [illegible]. Cette écorce contient [illegible] gomme, [illegible]; ligneux, [illegible]	Les acides hydrochlorique, sulfurique, nitrique; le chlore.			gr xij. = ʒ ß.											
	SALSEPAREILLE, *Sarsaparilla*, racine du *Smilax Sarsaparilla*. L.	Couleur grise à l'extérieur; corps ligneux, blanc, cylindrique, [illegible]	Fécule; mucilage; albumine; principe particulier qu'on a nommé parilline.	L'infusion de noix de galle; l'acétate de plomb; l'eau de chaux; le nitrate de mercure.		℥ j. = ℥ ij.	ʒ ß. = ʒ j.	ʒ ß. = ʒ j.				℥ j. = ℥ ij.						
	SQUINE, *China*, racine du *Smilax China*. L.	Noueuse, [illegible], spongieuse, légère, d'un blanc [illegible]	Très grande quantité d'amidon; de la gomme et une matière colorante [illegible] dans l'eau.			*Idem.*	*Idem.*											
	SASSAFRAS, racine et bois du *Laurus Sassafras*. L.	Odeur de fenouil; saveur aromatique un peu âcre.	Huile essentielle; camphre, suivant quelques chimistes.		ʒ iv. = ℥ ij.		ʒ ß. = ʒ j.	ʒ ß. = ʒ j.	ʒ j. = ʒ ij.	ʒ ß. = ʒ j.			gt ij. = gt vj.	℥ ij. = ℥ iv.				
	CANNE DE PROVENCE, racine de l'*Arundo Donax*. L.	En morceaux de diverses grosseurs; inodore; d'un blanc [illegible]	Huile essentielle; résine; substance azotée; matière [illegible]; matière extractive [illegible]		℥ ß. = ℥ ij.	℥ ß. = ℥ ij.												
	SOUFRE SUBLIMÉ, *Sulfur sublimatum*. (Fleurs de Soufre).	Inodore, excepté lorsqu'il est frotté ou chauffé; un peu acidule; couleur jaune citron; très-inflammable; soluble dans l'huile de lin [illegible]	Oxygène, hydrogène, [illegible]. Quelques chimistes le regardent comme un corps simple.				ʒ ß. = ʒ ij.						Baume de soufre gt. x. = gt. xx.					
	SULFURE DE POTASSE, *Potassæ Sulfuretum*.	Inodore lorsqu'il est sec; fétide lorsqu'il est humide; saveur [illegible]	[illegible]	Les acides; les sels acides métalliques, à base terreuse.			gr vj. = gr xl.					ʒ j. = ℥ iij.						
ORDRE III. Stimulans du système lymphatique. — (*Anti-Scrofuleux, Anti-Scorbutiques, Anti-Syphilitiques*).	IODE, corps simple qu'on retire des soudes de Warech.	Solide; en petites lames d'une couleur gris noirâtre, d'un éclat métallique; [illegible]		Sa solution alcoolique incompatible avec l'eau.			gr ½ = gr ij.		℈ j. = ʒ ß.	Ether iodur. gt. x. = gt. xxx.								
	HYDRIODATE DE POTASSE, *Hydriodas Potassæ*.	Ce sel n'existe qu'à l'état liquide; car, par la cristallisation, il se transforme en iodure de potassium [illegible]	Potasse, [illegible]; acide hydriodique, [illegible]; [illegible] d'iode, [illegible] en poids d'hydrogène.	Les acides sulfurique et nitrique; l'acétate de plomb.					℈ j. = ʒ j.									ʒ ij. = ℥ ß.
	SUBLIMÉ CORROSIF, *Hydrargiri Oxymurias*. (Deuto-Chlorure de Mercure).	Saveur âcre, styptique, métallique, durable; pesant; [illegible] soluble dans l'eau et dans l'alcool.	Mercure, 100 parties; chlore, 35, [illegible] parties.	Les alcalis; leurs carbonates; les huiles essentielles; l'émétique; l'acétate de plomb; les décoctions végétales astringentes; l'albumine; l'émulsion d'amandes.			gr ⅛ = gr ß.							Liqueur de Van-Swieten ʒ ij. = ℥ j.	gr viij. = gr x.		gr ij. = gr iv.	
	HYDROCHLORATE DE BARYTE (solution de), *solutio Murratis Barytæ*.			Le sulfate de soude; l'alun; les nitrates de potasse et d'argent.			gt. ij. = gt. vj.											
	CARBONATE DE POTASSE, *Potassæ Carbonas*.	Inodore; saveur alcalescente, mais pas aussi caustique que celle du [illegible]; cristaux blancs à prismes quadrangulaires; inaltérable à l'air; soluble dans l'eau.	Potasse, [illegible]; acide carbonique, [illegible]	Les acides; [illegible]; le sulfate de magnésie; l'eau de chaux; les sels métalliques.	ʒ j. = ʒ j ß.		gr x. = ʒ j.											
	CARBONATE DE SOUDE, *Sodæ Subcarbonas*. (Alcali minéral).	Saveur âcre, légèrement caustique; prismes rhomboïdaux, [illegible] soluble dans deux parties d'eau bouillante.	Soude, [illegible]; acide carbonique, [illegible]; eau, [illegible]	Comme le précédent. On ne doit l'employer avec les acides que dans le cas où l'on veut obtenir une boisson effervescente.	*Idem.*		*Idem.*											
	SAVON, *Sapo medicinalis*.	Inodore; saveur alcalescente, nauséeuse; dur; blanc; soluble dans l'eau et dans l'alcool.	Huile [illegible]; soude, [illegible]; eau, [illegible]	Les acides; les terres; les sels métalliques; l'alun; les astringens végétaux; l'eau de mauvaise qualité.			gr x. = ʒ ß.									℥ ij. = ʒ iv.		
	RAIFORT, *Raphanus*, racine du *Cochlearia armoracia*. L.	[illegible] blanche; saveur âcre et brûlante; inodore, lorsqu'elle est entière, elle exhale, quand on l'écrase, un principe âcre. S'emploie fraîche.	Fécule; albumine; soufre et phosphate; huile volatile âcre; une grande proportion d'azote.		ʒ iv. = ℥ j.				ʒ j. = ʒ iij.	ʒ j. = ʒ ß.	℥ ij. = ℥ iv.	ʒ iv. = ℥ ij.					℥ j. = ℥ iij.	ʒ iv. = ℥
	COCHLÉARIA, feuilles du *Cochlearia officinalis*. L.	Lorsqu'on les pile, elles exhalent un principe très-irritant; elles s'emploient fraîches.			℥ j. = ℥ ij.					℥ j. = ℥ ij.	ʒ ß. = ʒ iv.		ʒ j. = ʒ [illegible]				℥ j. = ℥ iij.	ʒ iv. = ℥ j.
	CRESSON, feuilles du *Sisymbrium nasturtium*. L.	Un peu odorantes; saveur piquante, agréable.			*Idem.*													
ORDRE IV. Stimulans du système nerveux. — (*Anti-Spasmodiques*).	TILLEUL, fleurs du *Tilia europea*.	Jaunâtres; d'une odeur très-agréable.			Pug. n°. ij.									℥ ij. = ℥ iv.				
	ORANGER, feuil. du *Citrus aurantium*. L.	Saveur légèrement amère; odeur agréable.	Huile essentielle.		*Idem.*		ʒ ß. = ʒ j.	ʒ ß. = ʒ j.										
	ORANGER (fleurs d'). *Cit. aurant. flores.*	D'une odeur suave [illegible]	*Idem.*		*Idem.*					ʒ ß. = ʒ j.		Et d'écorce d'orange ℥ j. = ℥ ij.	Et d'écorce d'orange gt iij. = gt vj.	℥ ij. = ℥ iv.				
	VALÉRIANE, racine du *Valeriana officinalis*. L.	[illegible] odeur forte, fétide; saveur amère, un peu âcre et chaude; cède ses principes à l'eau et à l'alcool.	Huile essentielle; extractif; résine; amidon; mucilage.	Les sels de fer; l'infusion de quinquina jaune.	ʒ ij. = ʒ iv.	ʒ j. = ʒ iv.	ʒ ß. = ʒ j.	℈ j. = ʒ ß.	ʒ ß. = ʒ j.					℥ ij. = ℥ iv.				
	ARNICA, racine et fleurs de l'*Arnica montana*. L.	Odeur agréable, faiblement aromatique, [illegible]	Résine [illegible]; matière amère, [illegible]; acide gallique; matière colorante jaune; albumine; gomme; quelques sels.	Les sulfates de fer et de zinc; l'acétate de plomb; les [illegible]	Racine. ʒ j. = ʒ iv.	Fleurs. ʒ j. = ʒ iv.	℈ j. = ʒ ß.	*Idem.*	*Idem.*					℥ ij. = ℥ iv.				
	CAMPHRE, principe immédiat fourni par le *Laurus camphora*. L.	Blanc, cristallin, demi-transparent, cassant, mais difficile à pulvériser; tenace entre les dents; [illegible]	Carbone, [illegible]; hydrogène, [illegible]; oxigène, [illegible]; azote, [illegible]	Très soluble dans l'éther, dans les huiles fixes et volatiles.			gr xij. = ʒ j.									ʒ j. = ʒ ij.	ʒ j. = ʒ ij.	ʒ j. = ʒ iv.
	MUSC, substance fournie par le *Chevrotin, Moschus moschiferus*. L.	[illegible]	Carbonate d'ammoniaque, [illegible]; gélatine, [illegible]; albumine, [illegible]; membrane soluble, [illegible]; [illegible] de chaux, [illegible]; potasse, [illegible]	Soluble dans l'alcool et dans l'éther; il est décomposé par le per-chlorure de mercure, le sulfate de fer, le nitrate d'argent, l'infusion de quinquina jaune.			gr j. = gr x.		gt v. = gt xv.					℥ ij. = ℥ iv.		gr x. = gr xv.		ʒ j. = ʒ iv.
	AMBRE GRIS, substance fournie par le *Cachalot macrocéphale*. Lacépède.	[illegible]	[illegible]				gr v. = ʒ j.		℈ j. = ʒ ß.							*Idem.*		*Idem.*
	ASA-FOETIDA, suc gommo-résineux du *Ferula Assa-fœtida*. L.	Fétide, fragile; [illegible]	Résine, [illegible]; gomme, [illegible]; bassorine, [illegible]; huile volatile, [illegible]; malate acide de chaux et perte, [illegible]				gr xij. = ℈ j.		*Idem.*							℈ j. = ʒ ß.		*Idem.*
	GOMME AMMONIAC, suc qui provient, dit-on, du *Bubon gummiferum*. L.	En larmes blanches [illegible]	Gomme, [illegible]; résine, [illegible]; bassorine, [illegible]; eau, [illegible]	L'acétate de mercure; l'acétate de potasse; [illegible]			gr x. = gr xx.		*Idem.*									
	CASTOREUM, substance analogue au Musc, fournie par le *Castor fiber*. L.	[illegible]	Carbonates de potasse, de chaux, d'ammoniaque, de fer; [illegible]; huile volatile; matière extractive.				*Idem.*		℈ ß. = ℈ j.							gr v. = gr xv.		
	SUCCIN ou karabé, *Ambarum luteum*.	Solide; d'un jaune plus ou moins foncé; [illegible]	Résine; huile essentielle; acide succinique.				Acide succin. gr v. = ℈ j.		gt xv = xxx.			ʒ j. = ℥ j ß.	gt iij. = gt xij.					ʒ j. = ʒ ij.
	NOIX VOMIQUE, graine du *Strychnos Nux vomica*. L.	Rondes, aplaties, larges d'environ un pouce; dures et cornées; [illegible]	[illegible] gomme; amidon; un peu de cire; [illegible]; fibres végétales.					Ext. alcoolique gr j. = gr iv.	gt iij. = gt xij.									ʒ j. = ʒ iv.
	STRYCHNINE, *Strychnina*.	Poudre blanche, composée de très petits cristaux, inodore; saveur [illegible]; insoluble dans l'eau et l'éther; soluble dans les huiles fixes.	Carbone; azote; hydrogène; oxigène.				1/12 = 1/4 de gr.		gt ij. = gt x.									*Idem.*
	BRUCINE, *Brucina*, Alcali fourni par l'écorce de Fausse Angusture.	Solide; d'un blanc nacré; inodore; très amère; peu soluble dans l'eau; très soluble dans l'alcool.	*Idem.*				gr ß. = gr iij.											

TABLEAU SYNOPTIQUE N°. 4.

DÉSIGNATION des MÉDICAMENS.	PROPRIÉTÉS PHYSIQUES.	COMPOSITION CHIMIQUE.	INCOMPATIBLE AVEC	DOSES A L'INTÉRIEUR. EAU ℔ ij. INFUSION. SOLUTION.	EAU ℔ ij. DÉCOCTION.	SUBSTANCE.	EXTRAIT.	TEINTURE.	ALCOOL.	VIN.	SIROP.	HUILE ESSENTIELLE.	EAU DISTILLÉE.	DOSES A L'EXTÉRIEUR. EAU ℔ ij. INJECTION.	EAU ℔ j. LAVEMENT.	EAU ℔ j. GARGARISME.	HUILE ℥ iv. LINIMENT.
(Emménagogues.)																	
SABINE, feuilles du *Juniperus Sabina*. L.	[illegible]			℈ j. = ʒ j.		gr. v. = ʒ ß.	ʒ j. = ʒ ß.					gutt. v. = x.	℥ ij. = ℥ iv.				
RUE, feuilles du *Ruta graveolens*. L.	[illegible]	Une huile volatile, du soufre [illegible]				gr. xv. = ℈ ij.	*Idem.*					*Idem.*	*Idem.*				
SAFRAN, stigmates du *Crocus sativus*. L.	[illegible]	[illegible]		℈ j. = ʒ j.		gr. xij. = ℈ ß.	*Idem.*	℈ j. = ʒ ß.			℥ ß. = ℥ j.						ʒ ij. = ʒ iv.
(Émolliens, Délayans, Adoucissans, Pectoraux.)																	
GUIMAUVE, fleurs et racine de l'*Althæa officinalis*. L.	[illegible]	[illegible]		Fleurs. Pug. ii. iij.	Racines. ʒ ij. = ℥ j.						℥ j. = ℥ ij.			ʒ iv. = ℥ j.	℥ j. = ℥ ij.	℥ j. = ℥ ij.	
RÉGLISSE, racine du *Glycyrrhiza glabra*. L.	[illegible]	[illegible]		ʒ iv. = ℥ j.		Q. V.	Q. V.										
CHIENDENT, racine du *Triticum repens*. L.	[illegible]	[illegible]			℥ j.		*Idem.*										
NÉNUPHAR, racine du *Nymphæa alba et lutea*. L.	[illegible]		Le sulfate de fer; l'acétate de plomb.		ʒ iv. = ℥ j.						℥ j. = ℥ iij.		℥ ij. = ℥ iv.				
SÉBESTES, c'est le drupe desséché du *Cordia myxa*. L.	[illegible]	Beaucoup de mucilage.			N°. xx.												
JUJUBES, fruit du *Rhamnus zizyphus*. L.	[illegible]	Du mucilage et du sucre.			℥ j. = ℥ ij.						℥ j. = ℥ iij.						
DATTES, fruit du *Phœnix dactylifera*. L.	[illegible]	Beaucoup de mucilage, du sucre, et une matière grasse.			N°. xij.												
RAISINS, *Uvæ*, fruit du *Vitis vinifera*. L.	[illegible]	Du mucilage, beaucoup de sucre de raisin et de l'acide.			℥ j. = ℥ ij.						℥ j. = ℥ iij.						
FIGUES, réceptacle des fleurs du *Ficus carica*. L.	[illegible]	Grande proportion de sucre et un peu de [illegible]			N°. viij.											N°. viij.	
COQUELICOT, pétales du *Papaver rhœas*. L.	[illegible]			Pug. n°. iij.			ʒ ß. = ʒ j.				℥ j. = ℥ iij.		℥ ij. = ℥ iv.				
LIN, semences du *Linum usitatissimum*. L.	[illegible]	[illegible]			Pug. n°. j.									P. n°. j = ij.	ʒ j.	P. n°. j = ij.	
GOMME ARABIQUE, fournie par le *Mimosa nilotica*. L.	[illegible]	[illegible]	Extrait de saturne; alcool; éther sulfurique; acide nitrique.	℥ j.							℥ j. = ℥ iij.						
GOMME ADRAGANT, fournie par l'*Astragalus tragacantha*. L.	[illegible]	[illegible]		ʒ ij.													
AMANDES DOUCES, fruit de l'*Amygdalus communis*. L. (*Voy. Émulsion*).	Elles doivent être sèches, entières, blanches et cassantes.	[illegible]	Les acides; l'esprit [illegible]; le sirop de scille [illegible]; les crèmes; le tartrate de potasse; l'oxymuriate de mercure; l'esprit d'éther nitrique.	(P. émulsion) ℥ ij. = ℥ iij.							D'Orgeat. ℥ ij. = ℥ iij.						
ORGE, semences de l'*Hordeum vulgare*, L., privées de leur premiere pellicule.	[illegible]	[illegible]			℥ j.											Orge mondé. ℥ j. = ℥ ij.	
GRUAU, *Gruten*, semences de l'*Avena* dépouillées de leur enveloppe extérieure.	Tout le monde connaît les propriétés physiques du gruau.	[illegible]			℥ j. = ℥ ij.												
RIZ, semences de l'*Oryza sativa*. L.	[illegible]	[illegible]			*Idem.*												
Sucs acides. (Rafraîchissans.)																	
VINAIGRE, *Acetum*	[illegible]	[illegible]		℥ ij.							℥ j. = ℥ iij.				℥ j. = ℥ ij.		
ACIDE CITRIQUE, *Acidum citricum*	[illegible]	Carbone; hydrogène; oxigène (obtenu du suc de citron).	Les acides sulfurique et nitrique; l'acétate de plomb.	ʒ xij. = ℈ ß.													
ACIDE HYDROCHLORIQUE, *Acidum muriaticum*. (Esprit de sel, acide marin, acide muriatique).	[illegible]	Chlore, [illegible]; hydrogène, [illegible] (obtenu du sel marin).		gut. x = xv.												ʒ iv. = ℥ j.	
ACIDE NITRIQUE, *Acidum nitricum*	[illegible]	Azote, [illegible]; oxigène, [illegible] (obtenu du nitre).	Les bases salifiables; les carbonates; l'alcool [illegible]	*Idem.*													
ACIDE SULFURIQUE, *Acidum sulfuricum*. (Huile de vitriol).	[illegible]	Soufre, [illegible]	*Idem.*	gut. x = xij.													
ACIDE TARTARIQUE, *Acidum tartaricum*	[illegible]	Carbone, [illegible]; oxigène, [illegible]; hydrogène, [illegible]	Les solutions alcalines; la magnésie; l'acétate de plomb.	gr. xx = xxx.							Tartareux ℥ j. = ℥ iij.						
OSEILLE, feuilles du *Rumex acetosa*. L.	[illegible]	Acide oxalique et tartrique; mucilage; fécule.		M. n° j. = ij.	M. n° j. = ij.												
ACIDE OXALIQUE, *Acidum oxalicum*	[illegible]	Carbone, [illegible]; oxigène, [illegible]; hydrogène, [illegible] en poids.		gr. x. = gr. xv.													
OXALATE ACIDULE DE POTASSE, *Oxalas Potassæ acidum*. (Sel d'oseille).	[illegible]			℈ j. = ʒ ß.													
SUC DES FRUITS ACIDES. (Citron, groseilles, etc.)				℥ ij. = ℥ iij.							℥ j. = ℥ iij.						
(Narcotiques.)																	
PAVOT, capsules du *Papaver somniferum*. L.	[illegible]	Contenant l'opium. (*Voy. Opium*).		N°. ij. = iij.	N°. ij. = iij.						Diacode. ʒ iv. = ℥ j.			N°. ij. = iij.	℥ j. = ℥ iij.		
OPIUM, *Opium*, suc épaissi du pavot.	[illegible]	[illegible]	Les carbonates alcalins; muriate de mercure; nitrate d'argent; sulfates de zinc, de cuivre, de fer; les décoctions astringentes; l'acétate de plomb.			Opium brut. gr. j. = gr. iij.	Extrait gr. ß = j.	Teint. thébaïque gut. xij = ℈ j.		Laud. liquid. gut. x = xx.	ʒ ij. = ℥ j.			gr. x = gr. xx.	gr. j. = gr. ij.	gr. x = gr. xx.	ʒ ß. = ʒ j.
ACÉTATE DE MORPHINE, *Acetas Morphinæ*	[illegible]	Carbone, [illegible]; azote, [illegible]; hydrogène, [illegible]; oxigène, [illegible]	Les acides sulfurique, nitrique, [illegible]; les dissolutions astringentes.			gr. ¼ = gr. j.									gr. ß. = gr. j.		
JUSQUIAME, feuilles de l'*Hyoscyamus niger*. L.	[illegible]	Mucilage; [illegible]; acide gallique; matière extractive [illegible] (*hyoscyamine*).				gr. ij. = gr. v.	gr. j. = gr. iv.	gut. x. = ʒ j.							ʒ ij. = ʒ iv.		
BELLADONE, feuilles et racine de l'*Atropa Belladona*. L.	[illegible]	[illegible]		℈ j. = ʒ ß.		gr. ß. = gr. xij.	gr. ß. = gr. ij.				℥ ß. = ℥ j.				*Idem.*		
POMME ÉPINEUSE, feuilles du *Datura Stramonium*. L.	[illegible]	[illegible]				gr. j. = gr. xij.	*Idem.*										
CIGUË, feuilles du *Conium maculatum*. L.	[illegible]	[illegible]	Les acides diminuent beaucoup l'énergie de la ciguë.			gr. ij. = gr. xv.	gr. v. = gr. x.								*Idem.*		
DOUCE-AMÈRE, tiges du *Solanum dulcamara*. L.	[illegible]	Un principe immédiat alcalin qu'on a nommé *Solanine*.		ʒ ij. = ℥ j.	ʒ ij. = ℥ j.	ʒ ß. = ʒ j.	℈ j. = ʒ ß.										
THRIDACE, suc épaissi des tiges de laitue en fleurs. (*Lactuca sativa*). L.	[illegible]	[illegible]				gr. ij. = gr. vj.						Eau de laitue. ℥ ij. = ℥ iv.					
LAURIER-CERISE, feuilles du *Prunus Lauro-Cerasus*. L.	[illegible]	Huile essentielle; acide prussique.		[illegible]									gut. v = xxx.				
ACIDE HYDROCYANIQUE, *Acidum hydrocyanicum*. (Acide prussique).	[illegible]	[illegible] gouttes d'acide pur sur [illegible] d'eau.	Les oxides de mercure, d'antimoine, etc.; le nitrate d'argent; [illegible]; les acides minéraux; les sulfures; le chlore, etc.			gut. v = xx.					de Magendie. ℥ j. = ℥ ij.						

TABLEAU SYNOPTIQUE

DES

EAUX MINÉRALES LES PLUS CÉLÈBRES.

QUALITÉ DES EAUX.	NOMS DES LIEUX où sont situées LES SOURCES.	MOIS où L'ON EN FAIT USAGE.	DOSES. VERRES.	NOMBRE DES SOURCES.	NOM DE LA SOURCE dont l'eau a été analysée.	NOM DES CHIMISTES qui les ont analysées.	QUANTITÉ D'EAU.	GAZ. CARBONIQUE.	GAZ. ACIDE HYDRO-SULFURIQUE.	GAZ. ACIDE [illegible].	GAZ. AZOTE.	CARBONATES. DE SOUDE.	CARBONATES. DE CHAUX.	CARBONATES. DE MAGNÉSIE.	CARBONATES. DE FER.	SULFATES. DE SOUDE.	SULFATES. DE CHAUX.	SULFATES. DE MAGNÉSIE.	SULFATES. DE FER.	HYDROCHLORATES. DE SOUDE.	HYDROCHLORATES. DE CHAUX.	HYDROCHLORATES. DE MAGNÉSIE.	HYDROCHLORATES. DE POTASSE.	SILICE.	ALUMINE.	OXYDE DE FER.	RÉSINE.	TEMPÉRATURE DU THERMOMÈTRE CENTIGR.	OBSERVATIONS.
GAZEUSES OU ACIDULES.	MONT-D'OR, village du Puy-de-Dôme, à huit lieues de Clermont	[illegible]	[illegible]	[illegible]	Grand Bain	Bertrand	[illegible]	[illegible]	[illegible]	[illegible]	[illegible]	[illegible]	[illegible]	[illegible]	[illegible]	[illegible]	[illegible]	[illegible]	[illegible]	[illegible]	[illegible]	[illegible]	[illegible]	[illegible]	[illegible]	[illegible]	[illegible]	[illegible]	[illegible]
	VICHY, petite ville de l'Allier, à quinze lieues de Moulins	De juin au 15 septembre	Idem	[illegible]	Grande Grille	Longchamp	[illegible]	[illegible]	[illegible]	[illegible]	[illegible]	[illegible]	[illegible]	[illegible]	[illegible]	[illegible]	[illegible]	[illegible]	[illegible]	[illegible]	[illegible]	[illegible]	[illegible]	[illegible]	[illegible]	[illegible]	[illegible]	[illegible]	[illegible]
	BAGNOLES, village à trois lieues E. S. E. de Domfront (Orne)	[illegible]	[illegible]	[illegible]	[illegible]	Vauquelin	[illegible]	[illegible]	Q. ind.	[illegible]	[illegible]	[illegible]	[illegible]	[illegible]	[illegible]	[illegible]	Q. ind.	[illegible]	[illegible]	Q. ind.	Q. ind.	Q. ind.	[illegible]	[illegible]	[illegible]	[illegible]	[illegible]	[illegible]	[illegible]
	CHATEL-GUYON, village à une lieue N. E. de Riom (Puy-de-Dôme)	[illegible]	[illegible]	[illegible]	[illegible]	[illegible]	[illegible]	[illegible]	Q. ind.	[illegible]	[illegible]	[illegible]	Q. ind.	Q. ind.	Q. ind.	[illegible]	[illegible]	Q. ind.	[illegible]	Q. ind.	[illegible]	[illegible]	[illegible]	[illegible]	[illegible]	[illegible]	[illegible]	[illegible]	[illegible]
	ENCAUSSE, village de la Haute-Garonne, à une lieue S. de Saint-Gaudens	[illegible]	[illegible]	[illegible]	[illegible]	Save	[illegible]	[illegible]	[illegible]	[illegible]	[illegible]	[illegible]	[illegible]	[illegible]	[illegible]	[illegible]	[illegible]	[illegible]	[illegible]	[illegible]	[illegible]	[illegible]	[illegible]	[illegible]	[illegible]	[illegible]	[illegible]	[illegible]	[illegible]
	USSAT, département de l'Ariège, à une demi-lieue de Tarascon	De juin à octobre	[illegible]	[illegible]	[illegible]	Figuier	[illegible]	[illegible]	[illegible]	[illegible]	[illegible]	[illegible]	[illegible]	[illegible]	[illegible]	[illegible]	[illegible]	[illegible]	[illegible]	[illegible]	[illegible]	[illegible]	[illegible]	[illegible]	[illegible]	[illegible]	[illegible]	[illegible]	[illegible]
	POUGUES, bourg du département de la Nièvre, à trois lieues de Nevers	[illegible]	[illegible]	[illegible]	[illegible]	[illegible]	[illegible]	[illegible]	[illegible]	[illegible]	[illegible]	[illegible]	[illegible]	[illegible]	[illegible]	[illegible]	[illegible]	[illegible]	[illegible]	[illegible]	[illegible]	[illegible]	[illegible]	[illegible]	[illegible]	[illegible]	[illegible]	[illegible]	[illegible]
	CHATELDON, bourg à trois lieues de Vichy (Puy-de-Dôme)	[illegible]	[illegible]	[illegible]	[illegible]	[illegible]	[illegible]	[illegible]	[illegible]	[illegible]	[illegible]	[illegible]	[illegible]	[illegible]	[illegible]	[illegible]	[illegible]	[illegible]	[illegible]	[illegible]	[illegible]	[illegible]	[illegible]	[illegible]	[illegible]	[illegible]	[illegible]	[illegible]	[illegible]
	SELTZ, ville à onze lieues S. E. de Strasbourg (Bas-Rhin)	[illegible]	[illegible]	[illegible]	[illegible]	[illegible]	[illegible]	[illegible]	[illegible]	[illegible]	[illegible]	[illegible]	[illegible]	[illegible]	[illegible]	[illegible]	[illegible]	[illegible]	[illegible]	[illegible]	[illegible]	[illegible]	[illegible]	[illegible]	[illegible]	[illegible]	[illegible]	[illegible]	[illegible]
	MONTBRISON, ville à quinze lieues S. O. de Lyon (Loire)	[illegible]	[illegible]	[illegible]	[illegible]	[illegible]	[illegible]	[illegible]	[illegible]	[illegible]	[illegible]	[illegible]	[illegible]	[illegible]	[illegible]	[illegible]	[illegible]	[illegible]	[illegible]	[illegible]	[illegible]	[illegible]	[illegible]	[illegible]	[illegible]	[illegible]	[illegible]	[illegible]	[illegible]
	VIC-LE-COMTE, petite ville à trois lieues d'Issoire (Puy-de-Dôme)	[illegible]	[illegible]	[illegible]	[illegible]	[illegible]	[illegible]	[illegible]	[illegible]	[illegible]	[illegible]	[illegible]	[illegible]	[illegible]	[illegible]	[illegible]	[illegible]	[illegible]	[illegible]	[illegible]	[illegible]	[illegible]	[illegible]	[illegible]	[illegible]	[illegible]	[illegible]	[illegible]	[illegible]
	[illegible], village du département du Puy-de-Dôme	[illegible]	[illegible]	[illegible]	[illegible]	[illegible]	[illegible]	[illegible]	[illegible]	[illegible]	[illegible]	[illegible]	[illegible]	[illegible]	[illegible]	[illegible]	[illegible]	[illegible]	[illegible]	[illegible]	[illegible]	[illegible]	[illegible]	[illegible]	[illegible]	[illegible]	[illegible]	[illegible]	[illegible]
	[illegible], ancienne seigneurie à quatre lieues de Cologne et une de Bonn	[illegible]	[illegible]	[illegible]	[illegible]	[illegible]	[illegible]	[illegible]	[illegible]	[illegible]	[illegible]	[illegible]	[illegible]	[illegible]	[illegible]	[illegible]	[illegible]	[illegible]	[illegible]	[illegible]	[illegible]	[illegible]	[illegible]	[illegible]	[illegible]	[illegible]	[illegible]	[illegible]	[illegible]
	SULTZMATT, bourg à une lieue N. O. de [illegible] (Haut-Rhin)	[illegible]	[illegible]	[illegible]	[illegible]	[illegible]	[illegible]	[illegible]	[illegible]	[illegible]	[illegible]	[illegible]	[illegible]	[illegible]	[illegible]	[illegible]	[illegible]	[illegible]	[illegible]	[illegible]	[illegible]	[illegible]	[illegible]	[illegible]	[illegible]	[illegible]	[illegible]	[illegible]	[illegible]
	BOURBON-L'ARCHAMBAULT, petite ville à six lieues de Moulins (Allier)	[illegible]	[illegible]	[illegible]	[illegible]	[illegible]	[illegible]	[illegible]	[illegible]	[illegible]	[illegible]	[illegible]	[illegible]	[illegible]	[illegible]	[illegible]	[illegible]	[illegible]	[illegible]	[illegible]	[illegible]	[illegible]	[illegible]	[illegible]	[illegible]	[illegible]	[illegible]	[illegible]	[illegible]
FERRUGINEUSES.	RENNES, village à sept lieues S. de Carcassonne (Aude)	[illegible]	[illegible]	[illegible]	[illegible]	[illegible]	[illegible]	[illegible]	[illegible]	[illegible]	[illegible]	[illegible]	[illegible]	[illegible]	[illegible]	[illegible]	[illegible]	[illegible]	[illegible]	[illegible]	[illegible]	[illegible]	[illegible]	[illegible]	[illegible]	[illegible]	[illegible]	[illegible]	[illegible]
	SPA, petite ville des Pays-Bas, à six lieues de Liége, [illegible]	[illegible]	[illegible]	[illegible]	[illegible]	[illegible]	[illegible]	[illegible]	[illegible]	[illegible]	[illegible]	[illegible]	[illegible]	[illegible]	[illegible]	[illegible]	[illegible]	[illegible]	[illegible]	[illegible]	[illegible]	[illegible]	[illegible]	[illegible]	[illegible]	[illegible]	[illegible]	[illegible]	[illegible]
	FORGES, village à quatre lieues de Gournay (Seine-Inférieure)	De juillet au 15 septembre	[illegible]	[illegible]	[illegible]	[illegible]	[illegible]	[illegible]	[illegible]	[illegible]	[illegible]	[illegible]	[illegible]	[illegible]	[illegible]	[illegible]	[illegible]	[illegible]	[illegible]	[illegible]	[illegible]	[illegible]	[illegible]	[illegible]	[illegible]	[illegible]	[illegible]	[illegible]	[illegible]
	AUMALE, petite ville à huit lieues d'Abbeville (Seine-Inférieure)	De mai au 15 septembre	[illegible]	[illegible]	[illegible]	[illegible]	[illegible]	[illegible]	[illegible]	[illegible]	[illegible]	[illegible]	[illegible]	[illegible]	[illegible]	[illegible]	[illegible]	[illegible]	[illegible]	[illegible]	[illegible]	[illegible]	[illegible]	[illegible]	[illegible]	[illegible]	[illegible]	[illegible]	[illegible]
	PROVINS, à douze lieues S. E. de Meaux (Seine-et-Marne)	De juin à septembre	[illegible]	[illegible]	[illegible]	[illegible]	[illegible]	[illegible]	[illegible]	[illegible]	[illegible]	[illegible]	[illegible]	[illegible]	[illegible]	[illegible]	[illegible]	[illegible]	[illegible]	[illegible]	[illegible]	[illegible]	[illegible]	[illegible]	[illegible]	[illegible]	[illegible]	[illegible]	[illegible]
	CONTREXEVILLE, village à quatre lieues de Mirecourt (Vosges)	[illegible]	[illegible]	[illegible]	[illegible]	[illegible]	[illegible]	[illegible]	[illegible]	[illegible]	[illegible]	[illegible]	[illegible]	[illegible]	[illegible]	[illegible]	[illegible]	[illegible]	[illegible]	[illegible]	[illegible]	[illegible]	[illegible]	[illegible]	[illegible]	[illegible]	[illegible]	[illegible]	[illegible]
	VALS, bourg à six lieues de Privas (Ardèche)	De juin à septembre	[illegible]	[illegible]	[illegible]	[illegible]	[illegible]	[illegible]	[illegible]	[illegible]	[illegible]	[illegible]	[illegible]	[illegible]	[illegible]	[illegible]	[illegible]	[illegible]	[illegible]	[illegible]	[illegible]	[illegible]	[illegible]	[illegible]	[illegible]	[illegible]	[illegible]	[illegible]	[illegible]
	ROUEN, chef-lieu du département de la Seine-Inférieure	[illegible]	[illegible]	[illegible]	[illegible]	[illegible]	[illegible]	[illegible]	[illegible]	[illegible]	[illegible]	[illegible]	[illegible]	[illegible]	[illegible]	[illegible]	[illegible]	[illegible]	[illegible]	[illegible]	[illegible]	[illegible]	[illegible]	[illegible]	[illegible]	[illegible]	[illegible]	[illegible]	[illegible]
	CRANSAC, village à six lieues de Rodez (Aveyron)	[illegible]	[illegible]	[illegible]	[illegible]	[illegible]	[illegible]	[illegible]	[illegible]	[illegible]	[illegible]	[illegible]	[illegible]	[illegible]	[illegible]	[illegible]	[illegible]	[illegible]	[illegible]	[illegible]	[illegible]	[illegible]	[illegible]	[illegible]	[illegible]	[illegible]	[illegible]	[illegible]	[illegible]
	PASSY, village près de Paris	De mai à octobre	[illegible]	[illegible]	[illegible]	[illegible]	[illegible]	[illegible]	[illegible]	[illegible]	[illegible]	[illegible]	[illegible]	[illegible]	[illegible]	[illegible]	[illegible]	[illegible]	[illegible]	[illegible]	[illegible]	[illegible]	[illegible]	[illegible]	[illegible]	[illegible]	[illegible]	[illegible]	[illegible]
	CAMBO, village à [illegible] lieues de Bayonne (Basses-Pyrénées)	[illegible]	[illegible]	[illegible]	[illegible]	[illegible]	[illegible]	[illegible]	[illegible]	[illegible]	[illegible]	[illegible]	[illegible]	[illegible]	[illegible]	[illegible]	[illegible]	[illegible]	[illegible]	[illegible]	[illegible]	[illegible]	[illegible]	[illegible]	[illegible]	[illegible]	[illegible]	[illegible]	[illegible]
	[illegible], village près Pithiviers (Loiret)	[illegible]	[illegible]	[illegible]	[illegible]	[illegible]	[illegible]	[illegible]	[illegible]	[illegible]	[illegible]	[illegible]	[illegible]	[illegible]	[illegible]	[illegible]	[illegible]	[illegible]	[illegible]	[illegible]	[illegible]	[illegible]	[illegible]	[illegible]	[illegible]	[illegible]	[illegible]	[illegible]	[illegible]
	[illegible]	[illegible]	[illegible]	[illegible]	[illegible]	[illegible]	[illegible]	[illegible]	[illegible]	[illegible]	[illegible]	[illegible]	[illegible]	[illegible]	[illegible]	[illegible]	[illegible]	[illegible]	[illegible]	[illegible]	[illegible]	[illegible]	[illegible]	[illegible]	[illegible]	[illegible]	[illegible]	[illegible]	[illegible]
	[illegible]	[illegible]	[illegible]	[illegible]	[illegible]	[illegible]	[illegible]	[illegible]	[illegible]	[illegible]	[illegible]	[illegible]	[illegible]	[illegible]	[illegible]	[illegible]	[illegible]	[illegible]	[illegible]	[illegible]	[illegible]	[illegible]	[illegible]	[illegible]	[illegible]	[illegible]	[illegible]	[illegible]	[illegible]
	[illegible], village à [illegible] lieues de Nantes (Vendée)	[illegible]	[illegible]	[illegible]	[illegible]	[illegible]	[illegible]	[illegible]	[illegible]	[illegible]	[illegible]	[illegible]	[illegible]	[illegible]	[illegible]	[illegible]	[illegible]	[illegible]	[illegible]	[illegible]	[illegible]	[illegible]	[illegible]	[illegible]	[illegible]	[illegible]	[illegible]	[illegible]	[illegible]
	SAINT-AMAND, ville à trois lieues de Valenciennes (Nord)	De mai à septembre	[illegible]	[illegible]	[illegible]	[illegible]	[illegible]	[illegible]	[illegible]	[illegible]	[illegible]	[illegible]	[illegible]	[illegible]	[illegible]	[illegible]	[illegible]	[illegible]	[illegible]	[illegible]	[illegible]	[illegible]	[illegible]	[illegible]	[illegible]	[illegible]	[illegible]	[illegible]	[illegible]
	PLOMBIÈRES, village à deux lieues de Remiremont (Vosges)	Idem	[illegible]	[illegible]	[illegible]	[illegible]	[illegible]	[illegible]	[illegible]	[illegible]	[illegible]	[illegible]	[illegible]	[illegible]	[illegible]	[illegible]	[illegible]	[illegible]	[illegible]	[illegible]	[illegible]	[illegible]	[illegible]	[illegible]	[illegible]	[illegible]	[illegible]	[illegible]	[illegible]
HYDRO-SULFUREUSES.	BAGNÈRES-ADOUR, village à quatre lieues de Barèges (Hautes-Pyrénées)	D'avril à octobre	[illegible]	[illegible]	[illegible]	[illegible]	[illegible]	[illegible]	[illegible]	[illegible]	[illegible]	[illegible]	[illegible]	[illegible]	[illegible]	[illegible]	[illegible]	[illegible]	[illegible]	[illegible]	[illegible]	[illegible]	[illegible]	[illegible]	[illegible]	[illegible]	[illegible]	[illegible]	[illegible]
	BARÈGES, village à six lieues et demie de Tarbes (Hautes-Pyrénées)	Du [illegible] mai au 1er octobre	[illegible]	[illegible]	[illegible]	[illegible]	[illegible]	[illegible]	[illegible]	[illegible]	[illegible]	[illegible]	[illegible]	[illegible]	[illegible]	[illegible]	[illegible]	[illegible]	[illegible]	[illegible]	[illegible]	[illegible]	[illegible]	[illegible]	[illegible]	[illegible]	[illegible]	[illegible]	[illegible]
	SAINT-SAUVEUR, bourg à une lieue de Barèges (Hautes-Pyrénées)	Idem	[illegible]	[illegible]	[illegible]	[illegible]	[illegible]	[illegible]	[illegible]	[illegible]	[illegible]	[illegible]	[illegible]	[illegible]	[illegible]	[illegible]	[illegible]	[illegible]	[illegible]	[illegible]	[illegible]	[illegible]	[illegible]	[illegible]	[illegible]	[illegible]	[illegible]	[illegible]	[illegible]
	CAUTERETS, bourg à sept lieues de Barèges (Hautes-Pyrénées)	De juin à septembre	[illegible]	[illegible]	[illegible]	[illegible]	[illegible]	[illegible]	[illegible]	[illegible]	[illegible]	[illegible]	[illegible]	[illegible]	[illegible]	[illegible]	[illegible]	[illegible]	[illegible]	[illegible]	[illegible]	[illegible]	[illegible]	[illegible]	[illegible]	[illegible]	[illegible]	[illegible]	[illegible]
	BONNES, village de la vallée d'Ossau, à sept lieues de Pau (Basses-Pyrénées)	De mai à octobre	[illegible]	[illegible]	[illegible]	[illegible]	[illegible]	[illegible]	[illegible]	[illegible]	[illegible]	[illegible]	[illegible]	[illegible]	[illegible]	[illegible]	[illegible]	[illegible]	[illegible]	[illegible]	[illegible]	[illegible]	[illegible]	[illegible]	[illegible]	[illegible]	[illegible]	[illegible]	[illegible]
	BAGNÈRES-DE-LUCHON, village à deux lieues des frontières d'Espagne	Idem	[illegible]	[illegible]	[illegible]	[illegible]	[illegible]	[illegible]	[illegible]	[illegible]	[illegible]	[illegible]	[illegible]	[illegible]	[illegible]	[illegible]	[illegible]	[illegible]	[illegible]	[illegible]	[illegible]	[illegible]	[illegible]	[illegible]	[illegible]	[illegible]	[illegible]	[illegible]	[illegible]
	AX, petite ville à trois lieues de Tarascon (Ariège)	Idem	[illegible]	[illegible]	[illegible]	[illegible]	[illegible]	[illegible]	[illegible]	[illegible]	[illegible]	[illegible]	[illegible]	[illegible]	[illegible]	[illegible]	[illegible]	[illegible]	[illegible]	[illegible]	[illegible]	[illegible]	[illegible]	[illegible]	[illegible]	[illegible]	[illegible]	[illegible]	[illegible]
	BAGNOLS, village à deux lieues de Mende (Lozère)	De juillet à septembre	Idem	[illegible]	[illegible]	[illegible]	[illegible]	[illegible]	[illegible]	[illegible]	[illegible]	[illegible]	[illegible]	[illegible]	[illegible]	[illegible]	[illegible]	[illegible]	[illegible]	[illegible]	[illegible]	[illegible]	[illegible]	[illegible]	[illegible]	[illegible]	[illegible]	[illegible]	[illegible]
	DIGNE, petite ville à sept lieues de Sisteron (Basses-Alpes)	[illegible]	[illegible]	[illegible]	[illegible]	[illegible]	[illegible]	[illegible]	[illegible]	[illegible]	[illegible]	[illegible]	[illegible]	[illegible]	[illegible]	[illegible]	[illegible]	[illegible]	[illegible]	[illegible]	[illegible]	[illegible]	[illegible]	[illegible]	[illegible]	[illegible]	[illegible]	[illegible]	[illegible]
	GRÉOULX, village à sept lieues d'Aix (Basses-Alpes)	[illegible]	[illegible]	[illegible]	[illegible]	[illegible]	[illegible]	[illegible]	[illegible]	[illegible]	[illegible]	[illegible]	[illegible]	[illegible]	[illegible]	[illegible]	[illegible]	[illegible]	[illegible]	[illegible]	[illegible]	[illegible]	[illegible]	[illegible]	[illegible]	[illegible]	[illegible]	[illegible]	[illegible]
	AIX, petite ville à [illegible] lieues de Genève et de Grenoble (Savoie)	De mai au 15 septembre	[illegible]	[illegible]	[illegible]	[illegible]	[illegible]	[illegible]	[illegible]	[illegible]	[illegible]	[illegible]	[illegible]	[illegible]	[illegible]	[illegible]	[illegible]	[illegible]	[illegible]	[illegible]	[illegible]	[illegible]	[illegible]	[illegible]	[illegible]	[illegible]	[illegible]	[illegible]	[illegible]
	AIX-LA-CHAPELLE, ville à neuf lieues de Liége (Prusse) (3)	Toute saison	[illegible]	[illegible]	[illegible]	[illegible]	[illegible]	[illegible]	[illegible]	[illegible]	[illegible]	[illegible]	[illegible]	[illegible]	[illegible]	[illegible]	[illegible]	[illegible]	[illegible]	[illegible]	[illegible]	[illegible]	[illegible]	[illegible]	[illegible]	[illegible]	[illegible]	[illegible]	[illegible]
	ÉVAUX, petite ville à neuf lieues de Guéret (Creuse)	Printemps, fin d'été	[illegible]	[illegible]	[illegible]	[illegible]	[illegible]	[illegible]	[illegible]	[illegible]	[illegible]	[illegible]	[illegible]	[illegible]	[illegible]	[illegible]	[illegible]	[illegible]	[illegible]	[illegible]	[illegible]	[illegible]	[illegible]	[illegible]	[illegible]	[illegible]	[illegible]	[illegible]	[illegible]
	BADE (Suisse), ville à quatre lieues de Zurich	[illegible]	[illegible]	[illegible]	[illegible]	[illegible]	[illegible]	[illegible]	[illegible]	[illegible]	[illegible]	[illegible]	[illegible]	[illegible]	[illegible]	[illegible]	[illegible]	[illegible]	[illegible]	[illegible]	[illegible]	[illegible]	[illegible]	[illegible]	[illegible]	[illegible]	[illegible]	[illegible]	[illegible]
	BADE (Souabe), à huit lieues de Strasbourg, deux lieues de Rastadt	Toute saison	[illegible]	[illegible]	[illegible]	[illegible]	[illegible]	[illegible]	[illegible]	[illegible]	[illegible]	[illegible]	[illegible]	[illegible]	[illegible]	[illegible]	[illegible]	[illegible]	[illegible]	[illegible]	[illegible]	[illegible]	[illegible]	[illegible]	[illegible]	[illegible]	[illegible]	[illegible]	[illegible]
	BADEN (Autriche), à six lieues de Vienne	[illegible]	[illegible]	[illegible]	[illegible]	[illegible]	[illegible]	[illegible]	[illegible]	[illegible]	[illegible]	[illegible]	[illegible]	[illegible]	[illegible]	[illegible]	[illegible]	[illegible]	[illegible]	[illegible]	[illegible]	[illegible]	[illegible]	[illegible]	[illegible]	[illegible]	[illegible]	[illegible]	[illegible]
	ENGHIEN, à une lieue et quart de Saint-Denis et quatre de Paris	[illegible]	[illegible]	[illegible]	[illegible]	[illegible]	[illegible]	[illegible]	[illegible]	[illegible]	[illegible]	[illegible]	[illegible]	[illegible]	[illegible]	[illegible]	[illegible]	[illegible]	[illegible]	[illegible]	[illegible]	[illegible]	[illegible]	[illegible]	[illegible]	[illegible]	[illegible]	[illegible]	[illegible]
SALINES.	[illegible], ville à six lieues N. E. de [illegible] (Vosges)	[illegible]	[illegible]	[illegible]	[illegible]	[illegible]	[illegible]	[illegible]	[illegible]	[illegible]	[illegible]	[illegible]	[illegible]	[illegible]	[illegible]	[illegible]	[illegible]	[illegible]	[illegible]	[illegible]	[illegible]	[illegible]	[illegible]	[illegible]	[illegible]	[illegible]	[illegible]	[illegible]	[illegible]
	BOURBONNE-LES-BAINS, ville à sept lieues de Langres (Haute-Marne)	[illegible]	[illegible]	[illegible]	[illegible]	[illegible]	[illegible]	[illegible]	[illegible]	[illegible]	[illegible]	[illegible]	[illegible]	[illegible]	[illegible]	[illegible]	[illegible]	[illegible]	[illegible]	[illegible]	[illegible]	[illegible]	[illegible]	[illegible]	[illegible]	[illegible]	[illegible]	[illegible]	[illegible]
	BALARUC, bourg à trois quarts de lieue de Frontignan (Hérault)	De mai à octobre	[illegible]	[illegible]	[illegible]	[illegible]	[illegible]	[illegible]	[illegible]	[illegible]	[illegible]	[illegible]	[illegible]	[illegible]	[illegible]	[illegible]	[illegible]	[illegible]	[illegible]	[illegible]	[illegible]	[illegible]	[illegible]	[illegible]	[illegible]	[illegible]	[illegible]	[illegible]	[illegible]
	NÉRIS, bourg à une lieue S. E. de Montluçon (Allier)	[illegible]	[illegible]	[illegible]	[illegible]	[illegible]	[illegible]	[illegible]	[illegible]	[illegible]	[illegible]	[illegible]	[illegible]	[illegible]	[illegible]	[illegible]	[illegible]	[illegible]	[illegible]	[illegible]	[illegible]	[illegible]	[illegible]	[illegible]	[illegible]	[illegible]	[illegible]	[illegible]	[illegible]
	AIX, ville à cinq lieues N. de Marseille (Bouches-du-Rhône)	[illegible]	[illegible]	[illegible]	[illegible]	[illegible]	[illegible]	[illegible]	[illegible]	[illegible]	[illegible]	[illegible]	[illegible]	[illegible]	[illegible]	[illegible]	[illegible]	[illegible]	[illegible]	[illegible]	[illegible]	[illegible]	[illegible]	[illegible]	[illegible]	[illegible]	[illegible]	[illegible]	[illegible]
	SAINT-NECTAIRE, village à trois lieues de Clermont (Puy-de-Dôme)	De mai à octobre	[illegible]	[illegible]	[illegible]	[illegible]	[illegible]	[illegible]	[illegible]	[illegible]	[illegible]	[illegible]	[illegible]	[illegible]	[illegible]	[illegible]	[illegible]	[illegible]	[illegible]	[illegible]	[illegible]	[illegible]	[illegible]	[illegible]	[illegible]	[illegible]	[illegible]	[illegible]	[illegible]
	PYRMONT, à quatre lieues de Hameln (Westphalie)	[illegible]	[illegible]	[illegible]	[illegible]	[illegible]	[illegible]	[illegible]	[illegible]	[illegible]	[illegible]	[illegible]	[illegible]	[illegible]	[illegible]	[illegible]	[illegible]	[illegible]	[illegible]	[illegible]	[illegible]	[illegible]	[illegible]	[illegible]	[illegible]	[illegible]	[illegible]	[illegible]	[illegible]
	EPSOM, village du comté de Surrey, à sept lieues de Londres	[illegible]	[illegible]	[illegible]	[illegible]	[illegible]	[illegible]	[illegible]	[illegible]	[illegible]	[illegible]	[illegible]	[illegible]	[illegible]	[illegible]	[illegible]	[illegible]	[illegible]	[illegible]	[illegible]	[illegible]	[illegible]	[illegible]	[illegible]	[illegible]	[illegible]	[illegible]	[illegible]	[illegible]
	SEDLITZ, village à trois lieues de Prague (Bohême)	[illegible]	[illegible]	[illegible]	[illegible]	[illegible]	[illegible]	[illegible]	[illegible]	[illegible]	[illegible]	[illegible]	[illegible]	[illegible]	[illegible]	[illegible]	[illegible]	[illegible]	[illegible]	[illegible]	[illegible]	[illegible]	[illegible]	[illegible]	[illegible]	[illegible]	[illegible]	[illegible]	[illegible]
	EAU DE MER (eau de la Manche)	[illegible]	[illegible]	[illegible]	[illegible]	[illegible]	[illegible]	[illegible]	[illegible]	[illegible]	[illegible]	[illegible]	[illegible]	[illegible]	[illegible]	[illegible]	[illegible]	[illegible]	[illegible]	[illegible]	[illegible]	[illegible]	[illegible]	[illegible]	[illegible]	[illegible]	[illegible]	[illegible]	[illegible]
	CARLSBAD, petite ville de Bohême [illegible]	[illegible]	[illegible]	[illegible]	[illegible]	[illegible]	[illegible]	[illegible]	[illegible]	[illegible]	[illegible]	[illegible]	[illegible]	[illegible]	[illegible]	[illegible]	[illegible]	[illegible]	[illegible]	[illegible]	[illegible]	[illegible]	[illegible]	[illegible]	[illegible]	[illegible]	[illegible]	[illegible]	[illegible]

En réduisant au système décimal toutes les analyses d'Eaux minérales, nous avons cru devoir nous borner à réduire en centigrammes comme étant une quantité plus facile à apprécier que ne le serait une exprimée en milligrammes. Si l'on voulait reconnaître à quelle quantité en grains répondent celles en grammes, il suffirait de se rappeler qu'un grain répond à [illegible]

Dans la colonne des doses, le signe — signifie à. Ainsi, ij — v, signifie de ij à v. Même observation pour la colonne des températures.

Note. Toutes les quantités salines étant exprimées en grammes et fractions de grammes, il faut regarder comme grammes les chiffres de la colonne de gauche, et comme centigrammes ceux de la colonne de droite, quoique le signe ne s'y trouve pas. Le signe abréviatif Q. ind. signifie quantité indéterminée.

(1) Dans cette analyse, la quantité des gaz est relativement à [illegible] kilogramme, et celle des sels relativement à un kilogramme.

(2) Comme par ces mots on ne peut entendre autre chose que l'acide hydro-sulfurique, nous avons, à la colonne des gaz, exprimé à peu près cette quantité en volume de gaz hydro-sulfurique.

(3 et 4) L'analyse des gaz est faite sur [illegible].

(5) En outre des substances salines portées au tableau, cette eau contient : fluate de chaux, [illegible]; phosphate de chaux, [illegible]; carbonate de strontiane, [illegible]; phosphate d'alumine, [illegible]; carbonate de fer, [illegible]; carbonate de manganèse, des traces.

BIBLIOTHEQUE ROYALE
1

www.ingramcontent.com/pod-product-compliance
Ingram Content Group UK Ltd.
Pitfield, Milton Keynes, MK11 3LW, UK
UKHW021107290826
14628UKWH00014B/861

9 782019 636982